301

医院营养专家

老年人饮食营养一本通

刘英华　徐 庆/主编

编者名单（按姓名拼音排序）

曹菊阳	刘 鹿	邱继红	杨贵芬
付 红	刘新焕	王慧鸽	张荣欣
孔爱景	刘英华	王玲玲	张月红
李 卉	刘玉猛	徐冬平	赵 晓
李 婧	秦如松	徐 庆	朱 平

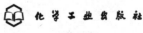

化学工业出版社

·北京·

图书在版编目（CIP）数据

老年人饮食营养一本通/刘英华，徐庆主编. —北京：
化学工业出版社，2019.10 （2024.11重印）
（301医院营养专家）
ISBN 978-7-122-35109-8

Ⅰ.①老… Ⅱ.①刘…②徐… Ⅲ.①老年人–食物
养生 Ⅳ.①R247.1

中国版本图书馆CIP数据核字（2019）第188241号

责任编辑：傅四周　　　　　　　　　　装帧设计：史利平
责任校对：张雨彤

出版发行：化学工业出版社（北京市东城区青年湖南街13号　邮政编码100011）
印　　装：河北延风印务有限公司
710mm×1000mm　1/16　印张12¼　字数211千字　2024年11月北京第1版第17次印刷

购书咨询：010-64518888　　　　　　　售后服务：010-64518899
网　　址：http://www.cip.com.cn

　　目前，我国社会老龄化正在快速进展，我国已成为世界上老年人口最多的国家。据国家统计局公布：2018年底我国60周岁及以上人口达2.49亿，占总人口的17.9%。如何保障老年人身体健康，防止老年慢性病高发，成为全社会关注的焦点。《"健康中国2030"规划纲要》把加强老年人群健康服务、提高人均健康预期寿命作为要实现的目标之一。

　　人至老年，身体各种器官机能逐渐衰退，全身肌肉含量下降，免疫功能日趋减弱，随之而来的糖尿病、冠心病、癌症、老年痴呆症等老年慢性病发病率与日俱增，这些状况与不合理营养密切相关。营养过剩是滋生慢性病的"土壤"；营养不良是走向死亡的"桥梁"。目前在防治老年慢性病、延缓衰老的对策中，科学合理的营养已成为至关重要的一部分。如何吃得健康、吃得营养能防病？得了病该怎么吃得营养，吃得科学不发病？怎样给各种需求的老年人提供良好的介护营养？这些问题的答案我们老年朋友及子女们可能都没有系统的概念，只能从网络、电视上获取零星的知识，而从该书《301医院营养专家：老年人饮食营养一本通》中可以找到全部的答案。

　　此书是由中国老年医学学会、国家老年疾病临床医学研究中心刘英华教授主编，其带领的解放军总医院营养科徐庆副主任等在内的团队，由具有丰富经验的营养医生和营养师组成，他们长期耕耘在老年病的临床营养诊治和调理第一线。刘教授曾组织编写了多本深受群众喜爱的营养科普书籍。该书同时还汇集了国内众多临床营养及老年病专家的经验，并用浅显易懂的语言解答老年朋友们所关心的营养问题与困惑，提供丰富的营养饮食知识大餐，势必能让我们老年朋友们吃得科学、吃得营养、活得健康，活得精彩！

中国老年医学学会会长

国家老年疾病临床医学研究中心（解放军总医院）主任

2019年11月

　　老年，是人生中一个重要阶段。古人云："三十而立，四十而不惑，五十而知天命，六十而耳顺，七十而从心所欲，不逾矩"。意思便是说人随着年龄的增长，心智也逐渐成熟而稳重，人至老年，便能正确对待各种言论事物，随心所欲而不越过规矩。然而，成熟的心智需要以健康的身体为支撑，随着中国老龄化的加剧，糖尿病、高血压、冠心病、肿瘤、老年痴呆等疾病也开始凸显，不仅对个人、家庭造成巨大经济、精神负担，同时也大大增加了社会、国家的医疗保健压力。因此，如何预防老年病，保障老年人身心健康成为亟待解决的问题。而饮食与老年人健康息息相关，科学合理的膳食模式不仅仅可以延缓机体老化，对于老年病的预防和治疗也大有裨益。我们老年朋友们应该掌握必要的科学膳食知识，通过每天的膳食来打造一个健康强健的体魄，远离疾病的困扰。

　　本书融汇了老年人饮食的方方面面，通过浅显易懂的语言，向老年朋友们讲述饮食中需要注意的事项，所述内容兼具科学性和实用性。本书共设置八章。第一章从机体进入老年阶段的生理变化开始讲起，使老年朋友们对自己身体有一个全面的认识并接受身体的变化；第二章紧接着向老年朋友们介绍合理营养、平衡膳食的重要性，以及生活中食材挑选保存、饮食习惯培养、保健食品挑选的小窍门和注意事项；第三章开始进入本书的重点内容，讲解剖析老年人营养膳食指南，指导老年朋友们科学膳食；第四章重在膳食营养素的搭配，既讲求营养知识的专业性，又顾及营养搭配的实用性；第五章介绍各种老年疾病的营养调理，让老年病患者在疾病的治疗过程中事半功倍，促进疾病好转康复；第六章是本书特色所在，详细讲解需要介护疾病的饮食及护理要点；第七章则更加接地气，针对常见的老年营养误区进行分析纠正，让老年朋友们能清醒辨别各种媒体上营养知识的是是非非；第八章举例介绍了食物搭配、预加工及食谱，老年朋友可根据自身情况灵活运用到自身饮食当中。各章深入浅出，重在科普，可供老年朋友及子女、陪护人员参考使用。

　　本书前前后后几经修改，最终完成要感谢本科所有营养专业人员的尽心写作，还要感谢医院老年医学专家、出版社老师的无私协助。本书为首次出版，虽书中所述经文献验证并咨询相关专家，但仍可能存在错误之处，望广大同仁及读者朋友们及时反馈指出，以便完善。

　　最后，希望此书能为老年朋友答疑解惑，帮助老年朋友们培养健康的饮食习惯，在人生的老年阶段书写新的精彩，饮食一本通，最美夕阳红！

解放军总医院营养科

2019年10月

Chapter

Chapter

Chapter

c o n t e n t s

Chapter

第四章

营养搭配大学问
51

Chapter

第五章

不惧老年病，
营养来调理
76

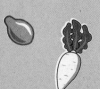

Chapter

第六章
老年介护饮食
107

Chapter

第七章
老年人营养误区大扫除
145

contents

Chapter

第八章
老年人营养食谱
安排及制作
161

附录
174

参考文献
183

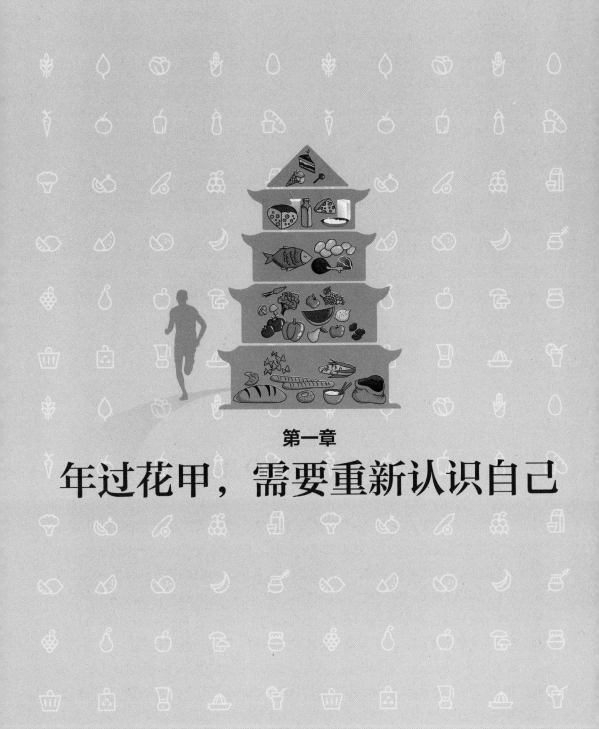

第一章

年过花甲，需要重新认识自己

在人的生命周期中，随着时间的推移，每个人都遵循着生长、发育、衰老和死亡的自然规律变化，即随着年龄的增长，各个组织器官不断发生一系列连续的、进行性的退化性改变。一般来说，人体从30岁完成发育阶段后，即开始出现老化现象，50岁以后老化的进程加速。但个体间差异很大，同一个体不同器官开始老化的时间也不相同。衰老主要是由遗传决定的生理过程，但在一定程度上也受环境的影响，如适当的运动、合理的营养、良好的生活习惯、平衡的心态等都可延缓衰老进程。

老年人这一群体，由于组织器官结构退化、生理功能减退，能量代谢也相应降低，因此了解老年人的能量改变特点，进行科学的干预，提供合理的营养，对保持健康的体魄和提高生活质量十分重要。

我国《老年人权益保障法》规定老年人的年龄起点标准是60周岁。由于年龄增加，老年人器官和功能出现不同程度的衰退，如消化吸收能力下降、心脑功能衰退、味觉及视觉和听觉等感官反应迟钝、肌肉萎缩、瘦体组织量减少等。这些变化可明显影响老年人摄取、消化、吸收食物的能力，使老年人容易出现营养不良等问题，也极大地增加了慢性疾病发生的风险。因此，老年人在膳食及运动方面更需要特别关注。

第一节
老年人的身体成分及变化

一个营养良好的人一生可分为几个年龄时段。第一时段是生长发育的儿童和青春期。第二时段是在20～35岁的巩固时期，此时肌肉和骨密度持续增加，同时体力活动能力亦达到最高峰。从35岁起，人体肌肉组织趋于逐渐减少而脂肪组织（特别是腹部脂肪）趋于增加，其程度取决于饮食习惯和体育运动量的多少。伴随这些变化的是肌力和适应性的下降。当患病时，体重可在短时间内出现病理性下降，结果导致机体功能的迅速下降，出现功能障碍、恶病质甚至死亡。

随着年龄增加，到了老年以后，人体许多方面的功能均有不同程度的降低。例如，70岁老年人肝肾功能只有30岁时的50%～60%；70～80岁老年人的骨量，女性降低30%，男性降低15%；到80岁，神经的传导速度降低20%～30%，最大耗氧量降低40%；有40%的65～75岁老年人糖耐量降低，而在80岁老年人中，这个数字增加到50%。老年期机体的另一个突出变化是身体成分的改变：机体脂肪总量与内脏脂肪增多，肌肉量减少，以及关节柔韧性也会有不同程度的降低。

具体来说，老年人人体组成成分的改变主要表现为以下三方面。

一、细胞量下降

突出表现为由于肌肉组织的质量减少而出现肌肉萎缩。肌肉减少症是与年龄相关的，肌肉质量、强度和功能的减退，可显著影响老年人的生活质量，致使活动能力减弱、摔倒的危险增加、代谢率发生改变。缺乏运动会加速肌肉减少症的进展，而负重运动则可减缓它的进程。虽然不活动的人肌肉质量的丢失会更快更多，但肌肉减少症在活动较多的老年人中也有发生，只是程度相对较轻而已。肌肉质量和强度关系密切，因此，肌肉质量的丢失，无论多少都很重要。肌肉减少症在40多岁时便可发现征兆，在大约75岁之后才会加速进展。

少肌肥胖症是指老年人体内的肌肉质量减少、脂肪组织过多。活动能力在肌肉减少与体重超重的双重作用下成倍减退，并进一步加速肌肉减少症的发展。肥胖的老年人长期久坐的生活方式严重降低了生活质量。久坐的生活方式可以导致久坐猝死综合征，意在说明久坐的生活方式危及健康和生命。久坐的生活方式可以解释为不活动的程度无法对健康起到促进作用，简而言之，即每天身体活动消耗的能量低于200kcal。

二、总体水减少

主要为细胞内液（ICF）减少，而细胞外液（ECF）则保持恒定。细胞内液的这种随年龄的变化主要与瘦体组织（其73%为水分）的减少有关。

随年龄增加而减少或增高的ECF/ICF不会引起老年人水代谢的紊乱。但是，随着年龄的增加，疾病的发生也逐渐增加，相应药物的应用也增多。这两者都可能改变老年人的身体组成成分和水、电解质平衡。

三、骨组织矿物质减少

尤其是钙减少，因而出现骨密度降低。骨密度是指单位体积或单位面积骨骼内骨组织的重量，正常人在成年后骨量仍可增加，至30～35岁时骨密度达到峰值，随后逐渐下降，至70岁时可降低15% ～ 30%。妇女在绝经期后由于雌激素分泌不足，骨质减少更甚，10年内骨密度可减少10% ～ 15%。因此，老年人易发生不同程度的骨质疏松症及骨折。这一状况会因营养不良、低体重、维生素D和钙摄入不足、缺乏体育锻炼和性激素水平下降而恶化。

第二节
老年人的代谢功能变化

机体的基础能量代谢随年龄增大而降低。与中年人相比，老年人的基础代谢率（BMR）降低15% ～ 20%。

造成老年人这种变化的原因一方面可能与机体单位重量组织的合成代谢降低、分解代谢增高有关，还与瘦体组织（LBM）绝对重量的降低有关。不同部位的LBM代谢率不同，如脑、心、肾和肝等的代谢率比肌肉高15 ～ 25倍。因此，老年人LBM变化对基础代谢的影响主要来自肌肉和骨组织的丢失。此外，虽然脂肪组织的代谢率较低，但是由于脂肪组织占体重的比例较大，其代谢对整体的基础代谢也有明显的贡献。而脂肪组织代谢率也会随部位不同而异。因此，脂肪组织的比例和分布的变化可能也是老年人基础代谢率降低的一个原因。

一、蛋白质减少

蛋白质是构成人体组织细胞及血红蛋白酶、激素、抗体等许多重要物质的成分，是人体所需的基本营养素。成人体内蛋白质大约占体重的15%，其中近50%的蛋白质存在于骨骼肌中。蛋白质在维持机体内稳态中起着多重作用，包括酶的激活、激素和受体效应组织结构构成、转运和储存、运动和支持、免疫保护作用及营养功能等。与体内其他的主要物质相比，过量的蛋白质不能在体内储存；相反，损失超过30%的体蛋白通常被认为不能维持正常生命。因此，体蛋白水平的可变化范围相当小。

如前所述，随着年龄的增加体蛋白含量逐渐减少。机体内的蛋白质每天都处于合成和分解的代谢中，成人体内每天约有3%的蛋白质被更新。不同蛋白质的更新率相差很大，然而，机体蛋白质的合成与分解总是处于平衡状态，所以其中任一过程都能受到衰老的影响。事实上，尽管老年人和青年对照者有相似的体重，但随着年龄的增长，其蛋白质量有所减少，而脂肪量有所增加，此外，老年人的肌力强度也有所降低。

二、体脂含量增加

随着年龄的增长，体脂含量明显增加。体脂包括储存在脂肪组织中的三酰甘油（TG）及血循环中的各类脂蛋白胆固醇、磷脂和游离脂肪酸（FFA）。伴随增龄，骨骼肌氧化能力有所降低，但这种降低在衰老过程中并不是永远不变的。

有研究证实，有氧运动可以增加静息或运动时的脂肪氧化。由此可见，增加一些运动方面的干预措施，将能够有效地改进老年人的健康状态。

三、葡萄糖和能量代谢的进行性降低

葡萄糖及能量代谢的进行性降低是衰老的基本特征之一。与之相关的胰岛素、胰岛素受体及相关通路与血脂代谢密切相关。随着年龄增长，胰腺 β 细胞功能减退使胰岛素分泌和细胞表面的胰岛素受体数量减少，引起与胰岛素结合能力的下降、葡萄糖利用障碍，从而导致葡萄糖耐量异常和胰岛素抵抗的发生。胰岛素抵抗通常伴随着血脂的改变，并以三酰甘油的升高最具特征性。

四、激素水平的改变

此外，衰老也可导致相关激素水平的改变，如睾酮水平降低，而内源性睾酮水平下降可导致胰岛素抵抗，从而出现脂代谢紊乱。一些炎症状态也可引起胰岛素抵抗，从而导致血脂紊乱的发生。

胰岛素主要通过调节外周组织对葡萄糖的摄取和代谢，促进组织细胞吸收葡萄糖的能力，以维持体内葡萄糖代谢的平衡。胰岛素对糖代谢的主要作用是使血糖的利用增加而来源减少，从而降低血糖。

年龄本质上只对外周胰岛素的作用有较弱的负面影响。这种较弱的负面影响可以用增龄伴随的身体成分改变，以及身体质量指数（BMI）和腰臀比的增加来解释。

膳食成分可能也是决定老年人葡萄糖耐量及胰岛素功能的重要因素。高碳水化合物、高膳食纤维饮食均可使青年和老年人群的外周胰岛素敏感性有所增加。此外，体力活动也会影响老年人及糖尿病患者的胰岛素敏感性。当健康老年人及青年对照组用体力活动匹配后，胰岛素敏感性没有差异。由此可见，与在蛋白质周转中一样，运动在维持衰老过程中葡萄糖的内稳态及胰岛素的敏感性方面起着一定作用。

第三节
老年人的器官功能改变

随着年龄的增加，老年人机体各器官的功能也逐渐发生改变，主要表现在如下几方面。

一、消化系统的变化

与老年人营养最相关的莫过于消化系统，老年人消化系统的变化体现在如下几方面。

牙齿长期咀嚼逐渐磨损，神经末梢外露，对各种刺激产生过敏，引起酸痛；牙龈退化萎缩，牙齿逐渐脱落。咀嚼功能减退，以致影响对食物的咀嚼和消化；舌乳头上的味蕾数减少，使味觉和嗅觉减退，以致影响食欲，其中大部分人合并味觉和嗅觉异常。

随年龄增加，老年人食管蠕动性收缩减少，蠕动能力下降，食管排空时间延长；胃黏膜萎缩，胃液分泌和胃黏膜血流量均减少，胃运动功能减退，严重影响胃蛋白酶的消化作用；同时对食入胃内的细菌的杀灭作用减弱或丧失，导致老年人所需的营养物质不足而造成贫血、胃黏膜糜烂溃疡或出血等；老年人胃收缩功能降低，使胃蠕动减弱，排空延迟，易出现消化不良，常伴有不同程度的便秘。

老年人小肠蠕动减弱，使小肠对营养成分的吸收功能减退，同时随年龄增加，小肠腺萎缩，肠液分泌减少，其中小肠淀粉酶、胰蛋白酶等水平显著下降，小肠消化功能明显降低；大肠黏膜萎缩，对水分的吸收下降，同时黏液分泌减少，肠蠕动缓慢或不蠕动，加之小肠蠕动无力，使大肠充盈不足，不能引起扩张感觉等，亦可造成便秘。

肝是物质代谢的重要器官。肝脏重量在15～25岁时达到高峰，此后随年龄增加而降低，50岁以后更为明显，肝功能减退，合成蛋白功能下降，故血浆白蛋白含量减少，球蛋白含量相对增加，易出现水肿，肝脏解毒功能降低，药物代谢速度减慢，易引起药物性肝损害。由于老年人消化吸收功能差，容易引起蛋白质营养缺乏，使肝中脂蛋白合成障碍，导致肝脂肪沉积。

二、神经系统的变化

神经系统在人体适应内外环境和维持正常的生命活动过程中起主导作用。神经系统的衰退在人体衰老的过程中具有重要意义。

随着年龄的增加，老年人脑形态发生改变，如脑体积缩小、重量逐渐减轻。25岁的人脑重约1400g，60岁时约减轻6%，80岁时约减轻10%。此外，神经细胞数量逐渐减少及变形，人们常听的"老年痴呆症"就是神经系统的特征性病变之一；此外，脑功能减退并出现某些神经系统症状，如记忆力减退、健忘、失眠，甚至产生情绪变化及某些精神症状。

三、心血管系统的变化

在心血管系统方面，心肌老化使心肌本身血流量减少、耗氧量下降，对心功能产生进一步影响，甚至出现心绞痛等心肌供血不足的临床症状；心脏传导系统退化也使老年人更容易发生心脏传导阻滞。

血管也会随着年龄增长而发生一系列变化。50岁以后血管壁弹性趋于下降、脆性增加，对血压的调节作用下降，血管外周阻力增大，使老年人血压常常升高，一般以收缩压升高最常见。老年人舒张压也相应增高，故易患高血压病，同时使老年人发生心血管意外的机会明显增加，如脑出血、脑血栓等疾病的发病率明显高于年轻人。

四、呼吸系统的变化

对于呼吸系统来说，老年人鼻及支气管黏膜萎缩，纤毛运送能力减弱，使排除异物功能减退，分泌物增多且黏稠度大，因而老年人更易发生感染；老年人由于肺及呼吸肌萎缩，易发生肺气肿，使肺活量及肺通气量明显下降，使机体对氧的利用率下降，换气功能下降，氧饱和度下降，所以老年人在应激状态下，耗氧量增加时容易发生缺氧。

五、内分泌系统的变化

内分泌系统衰老的一般规律是腺体萎缩、重量减轻、纤维化、血管改变，伴或不伴有腺瘤形成。

老年人血清抗甲状腺自身抗体增高，在一定程度上影响了甲状腺功能；老年人甲状旁腺素（PTH）活性减弱，钙离子的吸收减少、转运减慢，血清总钙和钙离子含量均比年轻人低，老年女性由于缺乏能抑制PTH的雌激素，可引起骨代谢障碍，导致骨质疏松；老年人胰岛功能减退，对糖负荷能力降低，故2型糖尿病发生多在45岁以上。

六、泌尿系统的变化

在泌尿系统方面，肾是人体出现衰老现象比较明显的主要脏器之一。老年人肾功能因肾小球和肾小管功能的减退，于65岁以后急剧降低，约为年轻人的80%。除此之外，肾内分泌功能下降，前列腺素分泌减少，导致血管萎缩和血流量减少，老年人促红细胞生成素减少，可发生贫血。同时膀胱容量减少及残余尿量增多，75岁以上老年人残余尿量可达100ml以上。随着年龄增加，排尿反射减弱，缺乏随意控制能力，常出现尿频或尿意延迟，甚至尿失禁。

七、其他变化

老年人皮肤及毛发的形态和功能均发生衰退性改变，皮肤弹性减退，皮下脂肪量减少，皮肤和毛发无光泽，汗腺数量和功能下降，汗液分泌量减少，皮肤干燥、易痒。

随着年龄的增加，老年人存在骨质疏松，椎间盘退行性变，脊柱弯曲，导致老年人驼背身高下降。关节软骨纤维化，活动不灵活，容易发生骨折，肌肉的质量和功能降低，使老年人易疲劳。因此人们常把肌肉工作能力的降低，视为衰老的重要指标。

与此同时，老年人的感觉系统也会发生一系列变化。视觉方面，多出现老花眼，近距离视物模糊；随着年龄的增加，听神经逐渐减退，听力下降；人的嗅觉在20～50岁时最敏感，60岁以后约20%的人失去嗅觉，70岁以后嗅觉急剧减退，80岁以后仅有22%的人有正常嗅觉；老年人味蕾明显减少，对酸甜苦辣的敏感性减退，尤其对咸味更迟钝，进而影响食欲；除此之外，老年人对触觉、压觉、振动觉、位置觉等的敏感性下降，因而易被撞伤、刺伤而无感觉。

第四节

老年人的免疫功能改变

在人的一生中，随着年龄的增长，相当一部分免疫组织逐渐减少（如儿童期的腺样组织、青壮年的胸腺组织），同时伴有免疫功能衰退。免疫功能的降低与机体衰老成平行关系。免疫系统的老化是随年龄增大后T细胞功能的逐渐衰退所致的免疫缺陷状态。这一原因被用来解释老年人的许多慢性退行性病变，如关节炎、癌症、血管损伤和自身免疫性疾病，以及老年人为什么易患感染性疾病。

作为免疫系统的中枢器官，胸腺是全身T淋巴细胞的发源地，也是T淋巴细胞分化、成熟的场所。60岁以后胸腺重量已明显减少，同时胸腺激素分泌减少。血中胸腺肽浓度极度下降，使T淋巴细胞分化、成熟和功能表达明显降低。同时血中淋巴细胞总数随年龄增加而减少，导致老年人的抗体生成细胞数亦减少。

与此同时，随着年龄增长，免疫力下降，免疫反应变得更迟钝，效力也更弱。

老年人易患病及同时伴有与免疫功能下降相一致的周期性的营养不良，反映出营养不良与免疫功能之间负面的相互作用。充足的营养对患者的预后具有很重要的意义，特别是对那些免疫功能早已受损的体弱老年人。

第五节

老年妇女特殊生理变化

绝经对女性后半生生命质量的影响是逐步被人们所认识的。在古代文献中仅提到绝经后生育功能停止，一直到19世纪末20世纪初医学文献才提及绝经期症状和绝经后由于雌激素缺少引起的疾病，理由很简单，在20世纪之前的年代，较少妇女能活到绝经年龄。

随着医疗保健及卫生措施的改进，人类尤其是女性的寿命在增加，在联合国发布的《2015世界妇女：趋势和统计》报告中显示，60岁以上老龄人口中，女性人数占54%，80岁以上老龄人口中，女性人数更多，达62%。由于绝经后妇女人数多，并且人数还在不断增加，因而绝经相关症状和疾病的预防及治疗已成为当今全球医学和社会经济的重要问题。帮助老年妇女认识绝经后可能出现的症状及对疾病进行预防及治疗，对于改善老年妇女的健康，提高生活质量，有着重要的意义。

绝经是指由于卵巢功能衰退所致的月经永久性停止，可分为自然绝经和人工绝经两种。自然绝经指卵巢内卵泡生理性耗竭所致的绝经。人工绝经是指手术切除双侧卵巢或用其他方法停止卵巢功能，如放疗和化疗等。老年女性一般处在绝经后期，即绝经一年后的生命时期。

绝经后期的老年妇女随着各项激素的变化，无论是生殖器官还是全身其他器官，均会发生一系列变化。

泌尿生殖系统可见乳房脂肪沉着，乳晕及乳头萎缩，外生殖器萎缩，分泌减少，小阴唇黏膜变干及苍白，继而出现阴道干涩、烧灼感，性交不快和性交困难。性交时易损伤阴道上皮，发生感染和出血。宫颈萎缩，卵巢缩小并硬化，盆底组织松弛萎缩，肌力减弱，易发生子宫脱垂及阴道前、后壁膨出，出现阴道下坠、腰酸、排便不畅等症状，并且易合并感染、尿频、尿急或尿失禁。另外，真性应激性尿失禁可能与雌激素低下有关，因为尿道缩短伴萎缩性改变可导致尿失禁。

绝经后期自主神经系统功能也会发生紊乱，主要表现为情绪不稳定、易激动、多疑、多语或焦虑不安，感知能力、记忆力、认知能力减退，反应缓慢、迟钝，影响或丧失决断能力，亦会出现失眠、健忘、食欲不振、心悸、胸闷甚至假性心绞痛等症状，还常感到孤独、失落，往往造成精神不振、情绪低落，抑郁重者出现轻生念头及行为。少数绝经后期妇女会出现血压波动，常为收缩压一过性上升，伴头昏、头痛、胸闷等。

50%的妇女在卵巢功能开始衰退时出现阵发性烘热出汗和心率加快症状，绝经期及绝经后期症状加重，发作频率增加，症状常持续1～2年，25%的妇女症状持续4～5年或更长。症状以夜间发作频繁，常干扰夜间睡眠和影响白天精神。绝经过程的血管舒缩症状是由于雌激素下降所激发。

流行病学资料显示女性心血管疾病（CVD）的发病较男性推迟10年，45岁之前男性冠心病（CHD）的发病较女性高3倍，绝经后女性CVD发病率逐渐上升，至65 ～ 70岁女性CVD发病率与男性相当。许多证据表明，这是由于女性卵巢产生的雌激素对女性心血管系统有保护作用。绝经后由于雌激素分泌减少，血胆固醇、三酰甘油及低密度脂蛋白和极低密度脂蛋白增高，而高密度脂蛋白降低，因而心脑血管疾病的发病率显著增高。雌激素对心血管系统的保护机制是由于它对脂代谢的良性作用，以及对心血管的直接作用，包括增加心脏搏动指数，对血管的扩张作用，增进血流及抑制动脉粥样斑块的形成。以上事实提示，绝经后CVD的发病率与雌激素下降有关。

骨质疏松是一种与年龄相关的疾病，虽然多种因素导致骨质疏松症的发生，但最重要的因素是绝经后雌激素水平下降。雌激素是女性一生维持骨矿物质含量的关键因素。雌激素保护骨矿含量的机制主要是由于它对骨生成的直接作用及其对抗甲状旁腺的骨吸收作用，以及它对维生素D代谢、肾脏保钙、小肠钙吸收的重要作用。绝经后骨矿含量以每年3% ～ 5%的速率丢失，绝经的头5年骨丢失最快，并将持续10 ～ 15年。约在绝经后20年，与绝经相关的小梁骨骨矿含量丢失达50%，皮质骨骨矿含量丢失达30%。临床表现主要为骨痛、骨体变形，严重者发生骨折、瘫痪，大约50%妇女65岁以上发生脊椎压缩性骨折，70岁以上髋部骨折发生率增加。在西方国家妇女骨折死亡率超过乳腺癌、宫颈癌和宫体癌的总和。

阿尔茨海默病（AD）与雌激素下降及老龄有关。近几年的临床研究已经证明，雌激素对脑的基本记忆功能具有促进作用，并已证明雌激素对脑的海马体功能具有保护作用，并有研究证明雌激素具有促进神经营养因子生成、保护神经元和增进神经元突触联系的作用，并对脑的免疫系统具有调节作用，雌激素的以上作用有可能是阻止痴呆发生的机制。

除此之外，绝经后期女性亦出现体形改变，常为腹部及臀部增大，同时皮肤变薄，弹性下降，易出现皱褶，皮脂腺分泌减少，毛发脱落变细等。

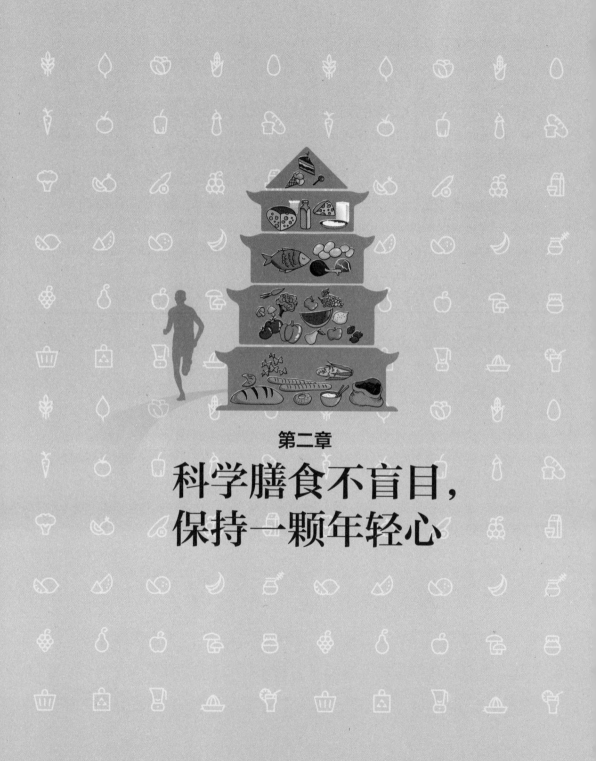

第二章

科学膳食不盲目，
保持一颗年轻心

民以食为天，中国历来就有美食传统，不同的地域和文化催生了各式各样的美食，像咸鲜纯正的鲁菜、麻辣浓醇的川菜、清鲜嫩美的粤菜及平和精雅的苏菜，《舌尖上的中国》等纪录片更是风靡全国，把美食推到极致，不断刺激着人们的味蕾。

美食是中华文化的一部分，但是对于老年朋友们，不当的饮食习惯会造成营养失衡，进而导致许多营养相关疾病的发生和发展。2015年发布的《中国老年人营养与健康报告》指出：我国老年人存在营养缺乏和营养过剩双重负担，48.4%的老年人营养状况不佳，整个老年群体超重率和肥胖率分别为31.8%和11.4%；而老年住院患者中，处在营养不良或存在营养不良风险比例更是高达65%，造成的营养不良疾病经济负担总额约为841.4亿元。因此，《中国老年人膳食指南（2016）》建议老年人要平衡膳食，预防营养缺乏，积极户外运动，维持适宜体重，建立良好的生活方式等。结合个人饮食习惯，科学搭配膳食，保持积极乐观的心态，才能越活越年轻，越活越精彩！

第一节

合理营养、平衡膳食

随着我国国民生活水平的不断提高，人们对于营养、饮食也有了更高的要求，"不仅要吃饱，而且要吃好"成为大家不断追求的目标。不过在老一辈当中还存在很多误区，如过去家庭条件差，吃不起肉，喝不上奶，现在生活水平提高了，在肉、蛋、奶的摄入量上大大增加，造成体内脏器负担加重。而后人们对老年慢性疾病开始关注，加上各类媒体的宣传引导，不少人又开始转向"素食主义"，抛弃肉类，认为它是很多疾病的根源。但结果证明，这种饮食模式同样也导致了营养不良、肌肉减少症、退行性疾病等的发生。

既然要吃得营养，我们首先得知道什么是营养，营养是人体消化、吸收、利用食物或营养物质的全过程，也是人类从外界获取食物满足自身生理需要的过程。简单来说，就是通过进食补充各种营养成分，保证人体的正常运转。机体的正常生长和运行离不开各种营养素的补充，但也不是说补充越多就越好，合理搭配每种营养素，保持膳食的平衡，才能充分发挥它们的作用，更好地为机体服务，保证健康。

一、什么是合理营养、平衡膳食

合理营养、平衡膳食，狭义上讲是指全面达到营养供应量标准的膳食，要求通过多种食物搭配，不仅提供足量的能量和营养素，满足人体的正常生理需要，而且还要保持各种营养素比例的均衡。平衡膳食的建立要使机体的营养需求与膳食的营养供应之间保持良好的对应，以促进机体的生长发育，调节机体的生理功能，提高机体的免疫力，改善机体的健康状况，实现合理营养。

广义上理解，平衡膳食还要满足膳食供应、营养补充与人体生理需求和心理需求之间的平衡，保证人体的健康、社会的进步及自然生态的协调发展。它注重膳食与饮食环境的平衡，生理需求和心理需求的协调，保证饮食对人体健康达到最佳效应。在老年人群中体现在家庭陪伴饮食、提高食物感官及饮食配餐的个性化定制，以满足老年人独特的饮食习惯。

《中国居民膳食指南》根据中国居民生理结构和饮食习惯，提供了一个比较理想的直观的膳食模式，即平衡膳食宝塔。其中建议的每人每天各类食物适宜摄入量的范围也适用于一般健康老年人，老年朋友可根据自身能量需要进行选择。

二、合理营养、平衡膳食的作用

营养是否合理，膳食能否平衡，关系到人体的生长发育和各方面功能的正常发挥。如果把人体比作一台机器，营养就是使这台精密机器正常运转的零部件和动力。营养素的缺乏或过剩，都会影响身体健康，影响情绪、心理。2003年世界卫生组织（WHO）发布的《膳食、营养和慢性疾病预防》列举了膳食因素与肥胖、2型糖尿病、心血管疾病、癌症等主要慢性疾病相关联的研究证据。在此之后，包括中国在内的很多发展中国家，膳食与慢性疾病之间的关联证据逐年增多。因此，不论是从人体的正常生长发育及新陈代谢，还是从慢性疾病防控的公共卫生策略的角度看，平衡膳食都在其中发挥着关键性的作用，对于老年朋友来说，这种作用还要更加突出。

1.合理营养、平衡膳食能保证人体各项生理活动的正常运行

机体的生长发育和各项生理功能离不开糖类（碳水化合物）、脂类、蛋白质等各类营养素的参与。这些营养素被摄取后经过代谢、转化，按照一定比例构成人体，其中水占人体的60%～70%，蛋白质占15%～18%，脂类占10%～20%，

糖类占1%～2%，矿物质占3%～4%。糖类是人体重要的能量来源；脂肪既可以提供能量，也能够在人体大量储存；蛋白质是机体细胞、组织和器官的重要组成成分；维生素和矿物质虽然需要量不大，但在机体的物质代谢和能量代谢中发挥着重要作用。任何营养素的缺乏或过量，都会导致机体的生长发育和构成成分的改变，影响人体健康。

2.合理营养、平衡膳食能增强机体免疫力，预防疾病的发生

机体营养状况与免疫功能相互影响，并且保持着密切的联系。营养不良会导致免疫功能减退，容易使人体受到细菌、病毒的侵袭，甚至诱发肿瘤。研究证明，不同营养素的摄入对免疫功能有着不同的影响。蛋白质参与构成上皮、黏膜、胸腺、肝脾等组织器官，以及血清中对抗有害微生物或肿瘤细胞的抗体或补体。因此，蛋白质的缺乏会导致免疫器官、免疫细胞、免疫球蛋白的萎缩或减少，降低肠道抗感染的能力。脂类具有调节免疫功能的作用，任何细胞，包括参与免疫的淋巴细胞的细胞膜的主要组成成分都是脂类，膳食脂肪的摄入量及种类对其正常功能的维持至关重要。维生素和矿物质也分别在免疫细胞生长、免疫球蛋白合成及免疫增强和抗肿瘤方面起着无法替代的作用。因此，合理营养、平衡膳食是维持及提高免疫功能的基础，是疾病防控的重要一环。

3.合理营养、平衡膳食对于老年人的意义

衰老是人体发展的必然规律，是一个循序渐进的过程。进入老年期后，人体会逐渐出现灰发、白发、脱发，全身皮肤松弛、弹性下降，出现老年斑、牙齿松动脱落、动作缓慢、反应迟钝等。俗话说，吃五谷杂粮就逃不了生老病死。虽然人体衰老的秘密还没有被揭示，但只要采取合理营养，就可以预防很多慢性疾病的发生，减慢机体衰老的进度，提高老年人生活质量，延长寿命。

第二节
自身营养早知道

科学合理的饮食搭配，重要性不言而喻，但任何的搭配都不是一成不变的，人与人之间千差万别，甚至一个人的不同时期对营养素也有着不同的需求。老年人的

营养素摄入要与其营养状况相适应，才能保持适宜体重，避免因能量过剩或不足引起肥胖或消瘦，降低慢性疾病的发生风险。尽早知晓自身营养状况是保证科学合理营养的前提，这对于老年人尤其重要。

那么，我们如何知道身体的营养状况呢？通过不同营养状况评估指标的测量和综合分析，必要时结合医院医师及营养师的协助筛查，我们就可以对其有个全面的了解，进而及时调整饮食方案，保证营养均衡。下面对几种常用、方便的营养评估指标、测量方法及评价方式进行介绍。

一、体格测量指标及方法

常用的体格测量指标有身高、体重、胸围、腰围、皮褶厚度等。

1.身高

测量方法：被测者上肢自然下垂，足跟并拢，足尖分开，两腿自然挺直，足跟、骶骨部及两肩与立柱相接触，躯干、头部保持正直，耳屏上缘与眼眶下缘成水平位置。将水平压板轻轻沿立柱下滑，轻压于被测者头顶，读数，精确至0.1cm。老年朋友一般有人协助时结果较精准，单独一人时可借助墙壁等进行测量。

2.体重

体重值在一天中会随着饮食、运动、排泄而变化，一般在早晨测量较为适宜（清晨空腹）。

测量方法：体重秤应放在平稳的地面上，在测量时必须调整零点。称重前应排尽大小便，脱去鞋帽和外衣，仅穿背心和短裤，尽量减少衣物对体重测量的影响。被测量者在体重秤上站稳后再读数，读数以千克（kg）为单位，精确到0.1kg。

3.胸围

测量方法：被测者自然站立，两脚分开与肩同宽，双肩放松，两上臂自然下垂，平静呼吸。将皮尺上缘经背部肩胛下角下缘向胸前环绕一周。皮尺围绕胸部的松紧度应当适宜，即不对胸部产生明显压迫感。在被测者吸气开始前读数，精确至0.1cm。

4.腰围

被测者自然站立，两脚呈25～30cm距离分开，国际标准测量要求在髂骨上脊与第十二肋骨下缘连线中点水平测量，居家测量可将皮尺沿肚脐水平环绕腰部一周，读数即可。测量时两臂自然下垂，呼吸保持平稳，精确至0.1cm。

5.臀围

测量方法：被测者自然站立，臀部放松，平视前方，将皮尺置于臀部向后最突出的部位，以水平围绕臀一周测量。皮尺围绕臀部的水平面应当与身体垂直，保持松紧适宜，以不产生压迫感为宜，且尽量减少衣物的干扰，记录读数，精确至0.1cm。

6.皮褶厚度

皮下脂肪含量约占全身脂肪含量的50%。通过皮下脂肪的含量测定就可以推算出体脂总量，间接反映出能量的变化。因此，皮褶厚度可以作为衡量个人营养状况和肥胖程度的适宜指标，对于老年人评估其营养储备也非常重要。测定部位主要有上臂肱三头肌、肩胛下角、髂脊上部，以前两种最为常用，测量方法如下。

（1）肱三头肌皮褶厚度

被测者自然站立，上臂充分裸露。取左（或右）上臂背部肩峰与尺骨鹰嘴（肘部骨性凸起）连线的中点上方2cm处，测量者用左手拇指和食指、中指将被测皮肤及皮下脂肪组织捏起至皱褶并夹提起来，用校准过的皮褶计测量。应在皮褶计夹住后的2～3秒内读数，连续测量3次，取平均值作为测量最终结果。读数以mm为单位，精确至0.1mm。

（2）肩胛下角皮褶厚度

被测者姿势同上，上臂放松自然下垂，在右侧肩胛骨下角下方2cm处，顺自然皮褶方向（皮褶走向与脊柱呈45°角）测量，方法与肱三头肌皮褶厚度测量相同。

7.上臂围、上臂肌围

（1）上臂围

上臂围是上臂中部周长，测量方法：被测者上臂自然下垂，用皮尺测定上臂中点处的周长，精确至0.1cm。

（2）上臂肌围

上臂肌围可用上臂围、肱三头肌皮褶厚度计算得出：

$$上臂肌围（mm）=上臂围（mm）-0.314×肱三头肌皮褶厚度（mm）$$

上臂肌围可以较好地反映肌肉蛋白量，能够反映营养状况的好转或恶化。其正常参考值为：男性24.8cm，女性21.0cm。当计算值为正常值的80% ~ 90%时为轻度营养不良，60% ~ 80%为中度营养不良，小于60%则为重度营养不良。

二、体格测量指标评价

1.常用体重指标评价

（1）实际体重占理想体重百分比

计算方法如下：

实际体重占理想体重百分比（%）=（实际体重/理想体重）×100%

理想体重常用计算公式为：

$$男性理想体重（kg）=身高（cm）-105$$

$$女性理想体重（kg）=[身高（cm）-100]×0.9$$

其评价标准为：实际体重占理想体重90% ~ 110%时为正常，>60%时为重度营养不良，60% ~ 80%为中度营养不良，80% ~ 90%为轻度营养不良，110% ~ 120%为超重，>120%时为肥胖。

（2）体重指数（BMI）

又称为身体质量指数，是评价成人营养状况的常用指标，虽然有研究对其用于评价老年人营养状况提出质疑，但此方法简便，依然被广泛应用。计算公式为：

$$BMI=体重（kg）/[身高（m）]^2$$

BMI的评价标准很多，除了世界卫生组织的成人评价标准以外，我国也有针对国内居民体质的标准。国内标准为：小于$18.5kg/m^2$为体重过低，$18.5 ~ 23.9kg/m^2$为正常，$24.0 ~ 27.9kg/m^2$为超重，大于$28.0kg/m^2$为肥胖。

2.腰臀比

腰臀比可以指示脂肪的区域性分布，计算方法即分别测量腰围与臀围，再计算其比值。男性理想的腰臀比为≤1，女性腰臀比为≤0.85。若男性比值超过1，女性超过0.85时，即可以判定为腹型肥胖。

3.皮褶厚度

肱三头肌皮褶厚度正常参考值为：男性8.3mm；女性15.3mm。评价标准：测量值相当于正常值的120%以上为肥胖；90% ~ 110%为正常；80% ~ 90%为轻度营养不良；60% ~ 80%为中度营养不良；60%以下为重度营养不良。

以肩胛下角皮褶厚度与肱三头肌皮褶厚度之和进行结果评价。正常参考值为：男性10 ~ 40mm，女性20 ~ 50mm。当男性、女性大于正常参考值时为肥胖，小于正常参考值时为消瘦。

4.人体成分分析

需借助人体成分分析仪测定。人体成分分析仪是一种可以测量人体成分健康指数的仪器，采用生物电阻抗分析法（BIA），结合被测者性别、身高、体重等因素，可检测出基础代谢量、肌肉量、推算骨骼量、内脏脂肪量等指标，并能够综合分析，指示出被测者的体格健康状况。

第三节

食材挑选小妙招

挑选健康安全的食材是保证科学营养的第一步。随着物质生活水平的提高，食材的丰富程度已经今非昔比，超市中各种食品琳琅满目，让人目不暇接。

一、食品挑选六注意

1.来历不明的食物不要买

日常生活中，我们经常可以碰到一些小商小贩走街串巷、沿路摆摊，叫卖水果、蔬菜、水产品等，这些食品没有确切来源，购买后没有保障。有的食品上没有标识或者标识印制不清，老年朋友们要保持清醒头脑，抵制住销售人员的"热情"宣传，避免陷入低价陷阱而购买不安全食品。

2.食品标识要看清

在超市购买食品，尤其是面包、牛奶等易变质食品时，不光要关注其价格，也在特别注意一下包装上的食品标识印刷是否清楚，是否齐全详细，如生产日期、批号、保质期、产地、食品净含量、食品添加剂、生产企业名称地址、服务电话等。

3.虫蚀蔬果少购买，时令蔬菜最适宜

有很多商家打着"有虫蚀的蔬果都是有机蔬果"的旗号，售卖其虫蚀蔬果，声称种植过程没有打过农药，加的都是有机肥。这种宣传不可轻信，一方面这些蔬果可能在虫蚀后喷洒过农药，另一方面虫蚀后的蔬果会加快其腐败变质，可能还会残留有毒、有害物质。

4.肉类购买要仔细鉴别

动物肉类蛋白质含量丰富，营养价值较高，但购买、食用不慎也可能导致食物中毒、过敏、寄生虫感染等疾病发生。新鲜猪肉往往呈淡红色，表面有层微干的外膜，有光泽，闻起来气味正常，用手按压有弹性而无黏液感。购买时要到管理制度健全的大型超市或符合卫生管理要求的副食品商场。

5.冷冻食品选购建议

冷冻食品由于其方便快捷，已经成为日常生活中经常购买的食物。在购买时，老年朋友首先要特别注意其生产日期和保质期，尽量购买冷冻时间不超过2个月的食品；其次，要注意食品包装，看是否有破损，包装袋上结晶霜是否洁白；再次要看超市冷藏柜的温度够不够低，一般冷藏温度要在−18℃，否则可能会出现腐败。

6.新鲜鸡蛋挑选要点

鸡蛋营养价值高，是老年人膳食中不可缺少的一种食物。对于包装好的鸡蛋：首先要购买大品牌产品；其次要注意生产日期，最好购买7天以内鸡蛋，保证鸡蛋的新鲜度。而对于散装蛋的选购：第一，要看其外观，有沙点的鸡蛋蛋壳较薄，容易受到细菌污染，尽量不要购买，另外要看鸡蛋是否干净、光滑，这些鸡蛋一般经过厂家清洗、消毒、涂脂，能消除蛋壳上残留的细菌；第二，听声音，拿起鸡蛋在耳边摇晃，新鲜鸡蛋一般听不到声音，有水晃荡的声音则是陈蛋。

二、适宜老年人的食物选购

1. 坚果

人至老年会出现精力不集中、记忆力下降的情况，坚果中维生素E含量丰富，具有抗氧化性，能延缓细胞衰老。但其脂肪含量较高，要注意每天的进食量，以不超过15g为宜，且尽量以未经过加工的为主。

（1）杏仁

杏仁含有丰富的维生素E、精氨酸、烟酸等营养成分，具有抗氧化、抗衰老、抗肿瘤等功效。挑选时以颜色棕黄、外形完整、大小均一为宜，闻起来有淡淡的清香。表面有褶皱，颜色青绿，外形干瘪的杏仁不建议购买。

（2）松子

松子中多不饱和脂肪酸含量较高，可以降低血液中胆固醇含量，能预防血栓、动脉粥样硬化、脑卒中等疾病。购买时要挑选颗粒饱满、颜色白净、触摸干燥不油腻的松子，表面湿腻、闻起来有霉味的不宜购买。

（3）栗子

栗子中含有多种维生素、类胡萝卜素、不饱和脂肪酸等，有缓解疲劳、降脂、抗癌、延缓衰老等作用。老年人不宜进食太多，也可磨成粉后冲服。购买时以外形饱满、果壳坚硬完整为宜；不宜购买外壳有皱纹、无光泽的栗子。

2. 鱼类

鱼类能够提供优质蛋白，且脂肪含量较低，肉质细腻适宜老年人食用。海鱼中含有丰富的ω-3脂肪酸，有降脂、预防老年痴呆的功效，且鱼刺少，老年人食用方便。

（1）三文鱼

三文鱼含有丰富的二十二碳六烯酸（DHA）、二十碳五烯酸（EPA），能降低胆固醇、活化脑细胞、预防心血管疾病，适度食用对于老年朋友大有裨益。购买时宜选择肉色鲜橘者，鱼肉上有条状白色脂肪为佳。如果肉色转为粉红色，且肉质塌陷无弹性，表明可能泡水过久，不再新鲜。

（2）金枪鱼

金枪鱼中瘦肉部分蛋白含量高，肥肉部分则含有丰富的ω-3脂肪酸，能保护血管、预防心血管疾病发生。购买时宜挑选颜色红润、白色条纹均匀清晰、鱼肉表面油滑有光泽的鱼。如果鱼肉变为黄褐色或黑褐色，闻起来有腥臭味，则不宜购买食用。

（3）黄鱼

黄鱼中富含优质蛋白及钙、磷、铁、碘等矿物质，适量食用有助于新陈代谢，并且肉质柔软，适宜老年人食用。但因其含有组胺，过敏或气喘者应谨慎食用。购买时宜选择鱼身完整、鱼皮光滑、鱼眼清澈透亮、鱼鳃鲜红者。如发现鱼腹部颜色发白，则表示鱼不够新鲜，不宜购买。

3.粗粮

粗粮含有丰富的B族维生素，且膳食纤维含量多，有助于刺激胃肠蠕动，缓解便秘症状；同时有助于抵抗胃癌、肠癌、乳腺癌等多种疾病。但饮食量要适宜，否则会影响消化功能。

（1）燕麦

燕麦中蛋白质和膳食纤维含量丰富，氨基酸比例均衡，其中含有抗肿瘤作用的植物化合物，同时还有降低胆固醇、预防心血管疾病等作用。购买时宜挑选黄褐色、外形整齐、饱满完整、有清香者，若燕麦颗粒中有杂质，闻起来有霉味，则不宜购买。

（2）红薯

红薯中含有丰富的膳食纤维，能促进胃肠蠕动，且其含的胡萝卜素和维生素C有抗氧化、抗肿瘤作用。但不宜进食过多，否则会出现打嗝、腹胀等不适。购买时宜选择形体完整、表面颜色均匀、孔少而浅、没有发芽的红薯；不宜购买表面凹凸不平、有擦伤者。

第四节
食物保存有诀窍

对于食物的储存、保鲜，人们的第一反应就是放冰箱，然而不同的食物有不同的保鲜方法，并不是说放冰箱就一定能延长食物的保鲜期，甚至对一些食物还会起到相反的效果。根据食物的特性选择不同的保存方法，才能保证其新鲜程度，最大限度地减少其营养成分的流失。同时对于一些老年人来说，出于节俭不舍得倒掉剩饭剩菜，或由于日常行动不便，会在一顿中多做一部分留作下一顿饭，这两餐期间的食物保存便尤其重要，对于身体健康也有很大影响。

本节内容将对食物的保鲜保存方法进行介绍，方便老年人及其家人或看护人员采用科学合理的方法，保证老年朋友的饮食健康与安全。

一、食材保鲜技巧

1.分开放置生熟食

生菜、生鱼、生肉等和熟食的存放要分开，并且切生食的刀板、盛装容器也要与熟食分开。生菜、生肉上可能会有病菌，如痢疾杆菌、伤寒杆菌或寄生虫等，切过的刀具、案板上也会残留这些病原体，如混用或一起放置，则容易交叉感染，污染熟食。因此，不要图方便而混装在一起。

2.用密封保鲜容器分装

食材密封后能最大限度地避免其与外界空气接触而加快氧化变质过程，同时也能防止病原微生物的交叉感染，还可以防止其他食物味道或汤汁溢出污染冰箱、冰柜。不能只用塑料袋或用绳捆扎后就存放而不加密封。

3.水果存放要分类

苹果、梨、木瓜、香蕉等水果在成熟过程中会释放乙烯气体，这种气体会加速水果的成熟和老化，如果将一般水果和这类水果混在一起放置，很容易提前腐败变质。同时要尽快挑出坏掉的水果，否则会污染其他水果。

4.米面切忌买太多

老年人由于平时饮食摄入量少，如果主食购买量大，很容易造成存放太久而长虫、酸化。购买量应保证能在2～4周内食用完毕，而且尽量购买有独立小包装的米、面、粗粮等食材，避免长时间与空气接触，能最大限度地延长食材保存时间。

5.做好标记巧存放

很多时候我们为了方便一次购买很多食材，存放到冰箱以后时间一长便忘记储存时间，更有甚者放太久造成食材变质，冰箱腐臭不堪。因此，除了保证食材分类密封放置以外，我们还要做好标记，标明食材名称、存放时间、保存期限，保存时间短的食材或前一顿剩食要放在显眼、方便取用位置，保证自己或家人都能一眼看到，及时食用。

二、不同食材保存

1. 绿叶蔬菜

青菜、菠菜、空心菜等绿叶蔬菜中含有大量水分，在常温下很容易打蔫萎缩，新鲜程度大打折扣。因此，储藏时建议先用保鲜袋封装，或用保鲜盒盛装，再放入冰箱冷藏，能最大限度地保住其中水分。另外，蔬菜在放入冰箱前不必清洗。

2. 瓜茄类

像黄瓜、冬瓜、茄子、柿子椒等瓜茄类蔬菜有外膜保护，水分不易丢失，可在室温下存放，放置于通风干燥处即可，无需放入冰箱冷藏。另外，番茄等不宜冷藏，其肉质经过低温保存后会成水泡状，导致其营养成分破坏、变性。

3. 根茎类

包括红薯、山药、洋葱、生姜、大蒜、土豆、萝卜、莲藕等。莲藕可存放于冰箱冷藏4~5天，切过后其切片处易氧化变黑，要尽快食用。土豆、红薯、胡萝卜等可在常温下保存很长时间，放在通风阴凉处即可，不过要尽量保证其完整无伤痕。

4. 菌菇类

低温可以保持菌菇类的新鲜度，温度在0~4℃最为适宜，温度越高越容易变质腐败。保持干燥，去除水分，用保鲜袋或保鲜盒装好。如果只保存几天，存放在保鲜柜即可。如果数量较多，可将其冷冻，食用时再取出解冻处理。

5. 豆类

保持干燥，存放于密闭容器中，或放置于通风阴凉处，避免阳光暴晒；也可放置于密封罐中，再置于冰箱的冷藏柜中保存。绿豆容易生虫，一次不宜购买太多，买回之后可先用开水烫半分钟，然后晒干、分装保存。

6.禽、畜肉类

禽、畜肉类常温下保存期限一般较短，很容易变质。其保存也绝非放冰箱那么简单，不正确的存放非但不会保证其新鲜，还会滋生细菌，引发疾病。对于新鲜肉，可先将其切成适当的小块，分装到保鲜袋或保鲜盒中，放冰箱冷藏，方便存取，同时能够加快冷冻速度，保证肉质鲜美。

如果希望长时间保存，必须进行速冻。冷冻肉进过解冻后，不宜再次冷冻储存，这也是分装保存的优点之一，可以根据情况取出适当份数食用。

7.水产品类

主要包括鱼、虾、蟹、贝等，对于老年朋友们，最常见的还是鱼类。活鱼购买后如果准备立即宰杀烹任，要尽快将其放入水中，保证水的清洁干净，不宜投喂食物，同时放置于阴凉、安静、避光处，能最大限度地保证其存活。宰杀后的鲜鱼宜切断分装保存，如果次日烹食，用保鲜袋装好冷藏即可。如果不急于食用，必须放冷冻室急冻，原则上水产品在−18℃下可以保存9个月，但家用条件下，温度难以恒定，不宜保存过久。

8.水果类

已熟型水果如葡萄、苹果、草莓、梨、柑橘等保存时，可先用纸张包裹后放入保鲜袋，既能防止水分流失，又能避免细菌滋生。保鲜袋口不须绑死，保持透气。水蜜桃、香蕉、奇异果、杨桃等后熟型水果对温度敏感，得先在室温阴凉处熟化，待稍变软后再放入冰箱冷藏处理。

第五节
养成饮食好习惯

老年朋友要想有健康强健的身体，离不开良好的生活习惯，如适量运动、保证睡眠、足量饮水、少食多餐等。在这当中，养成并坚持健康良好的饮食习惯尤其重要。饮食不仅对机体产生着直接的影响，提供人体必需的能量和营养物质，也占据了生活的很大比重，间接影响到人们的睡眠及情绪。

详细的饮食习惯及模式会在之后的章节详细讲解，这里主要介绍几种老年朋友们日常饮食中需要注意的细节。

一、"隔夜剩食"少食用

有不少传闻说剩食隔夜会导致其中的亚硝酸盐含量成倍增加，常吃会致癌。事实上，食物能不能吃和隔不隔夜关系不大，早餐晚食和晚餐早食都是一样的，主要在于食物的储存方式和储存时间。

传闻中提到的亚硝酸盐是自然界中普遍存在的一种化合物，一般是由硝酸盐转化而成。各种食物包括新鲜蔬菜中都会有亚硝酸盐，它一方面来源于蔬菜本身的还原酶转化，另一方面则是由于外来细菌的入侵。亚硝酸盐本身是一种合法的食品添加剂，具有防腐作用，只要在安全范围内，是可以被我们的身体代谢出去的。对于隔夜菜，有实验证明，熟食即使在室温下放置48小时，其亚硝酸盐上升量也低于国家安全标准，而经过冰箱冷藏保存其上升幅度更小。

那么隔夜菜还要不要吃呢？虽然其摄入还不至于"中毒"，但不合理的保存方式还是会增加老年人的患病风险。一些老年朋友认为冬季温度低，剩食不放冰箱也没关系。首先冬季室内温度还不足以达到冷藏的条件，加之夜晚时间长，食物暴露在外界开放环境中会大大增加细菌污染的可能性，不利于身体健康；另外，食物经过反复冷藏再加热，其中的营养物质会大量流失，对于老年朋友们来说并不可取。因此，做饭做菜尽量还是按食量来做，一方面保证新鲜健康，另一方面还能丰富菜品，保证膳食均衡；留有剩食确实需要食用，也要密封保存好，不可在厨房随意放置，同时缩短存放时间，尽快食用为宜。

二、饮茶虽好也要适时适量

我国是茶叶大国，很多老年朋友都有饮茶的习惯。泡上一壶好茶，和老友边聊边饮，可以度过一下午轻松惬意的时光。

茶适合中老年人饮用，其中不仅含有蛋白质、脂肪、维生素等多种营养素，还有茶多酚、咖啡碱、脂多糖等成分，能够调节机体生理功能，发挥保健功效。但老年朋友饮茶也有几点需要注意。

1.睡前不宜饮茶

茶具有提神兴奋、利尿作用。人到老年，睡眠质量会出现下降，包括深度睡眠减少、夜间惊醒、难以入眠等。夜间喝茶会产生神经兴奋作用，导致失眠加重、夜间多尿，严重影响睡眠质量。

2.不宜用茶水服药

有些人图方便，吃药时直接用茶水冲服，殊不知茶叶中含有的鞣质、茶碱等物质会和某些药物发生化学反应。尤其是服用一些镇静、催眠、补铁补血、蛋白质类药物时，更不宜用茶水送药。

3.不宜饮浓茶

茶叶中含有鞣酸，这种物质会与食物中的铁发生反应，影响铁元素的吸收，尤其是对于患有缺铁性贫血的老年人来说更不宜饮浓茶。另外，浓茶中所含的咖啡因也容易过量，导致心跳加快、血压升高等症状。

三、与酒品说"不"

过去的观点认为，适度饮酒可以软化血管、降低动脉粥样硬化的发生率。但在最新的研究中证实，使人死亡风险降至最低的饮酒量为0。也就是说，为了我们的健康考虑，最好不要喝酒，对于老年朋友更应该如此。在一个关于饮酒和老年痴呆症的研究中，饮酒人群中发生老年痴呆症的风险要高上数倍。

那么药酒能不能喝呢，它不是能缓解关节疼痛吗？答案是不要长期喝！药酒长时间饮用也会产生和饮酒相同的弊端。而且它的作用在于暂时抑制神经系统活动，达到临时止痛的目的，并没有解决根本问题。另外，市场上卖的药酒在宣传上多夸大功效，绝口不提不良反应，其中成分难以保证，老年朋友尽量不要购买饮用。

第六节

科学购买保健品，虚假宣传不可信

随着生活水平的提高，人们对于自身健康也越来越重视。保健品通过电视、网络等媒体宣传逐渐进入到大众视野中，走入普通民众的生活。有一些保健品能够改善民众的饮食结构，补充人体所需的微量元素，具备较高的营养价值，起到预防疾病的作用。但我们也要清楚，保健品是保健食品的通俗说法，它不是药品，不能起到治疗疾病的作用。患病吃保健品而拒绝正规的治疗是不可取的，不仅不会从中受益，还会耽误治疗时机，造成不可挽回的后果。

当前，我国市场上保健品名目众多，质量参差不齐。有些保健品厂商不在产品质量和开发上下功夫，精力全部放在产品包装和营销策略上。保健品广告铺天盖地，销售人员走街串巷，跟老年人大打亲情牌，送礼品搞活动，博得老年朋友信任，花重金购买他们言过其实的产品。

针对这种现状，我们的老年朋友一定要清楚一点——保健品是食品，不能治病。任何疾病都是要经过正规医院严格检查确诊，切不可轻易听信商家宣传，购买保健品来治病，必要时可到医院咨询，听听医生的建议。

一、什么是保健食品

1.保健食品的定义及特点

保健食品是指声称具有特定保健功能或以补充维生素、矿物质为目的的食品。它能够调节机体的功能状态，能预防某些疾病但不以治疗为目的，适合特定群体食用，并且不会对人体产生任何急慢性损害。目前的保健品一般是富含或特别添加了某些具有生物活性的营养素或植物化合物，能够预防疾病或延缓其发展，促进人体健康。

保健品是食品，但又有一般食品所不具备的特征。它不仅能够补充人体所需的营养素，而且其中含有的特定营养素或植物化合物具有保健功效，调节人体功能，主要有以下特点。

（1）保健食品首先是食品

保健食品必须具有一般食品的基本特征，无毒无害，符合营养和卫生要求。同时需要注明其配料表、营养成分表、生产日期、保质期等常规食品信息。不能以治疗疾病为目的，而重在调节功能。

（2）保健食品需具备特定保健功效

保健食品区别于一般食品的地方在于其特定的保健功效。这种功效必须是具体的、明确的，并经过长期动物实验、人体研究证实的。它虽然不像药品能够针对疾病产生迅速的治疗效果，但是长时间服用有预防、延缓疾病进展或增强药品功效的作用。

（3）保健食品针对的是特定人群

一般食品可以被大多数人购买食用，但保健食品主要是在特定人群中发挥作用，调节机体某些方面的功能。例如，调节血脂的保健食品仅适用于高脂血症人群，而膳食纤维、益生菌类保健食品适合胃肠功能不良人群。

2. 保健食品的功能

保健食品功能不在于治疗疾病，而在于补充人体所需的特定营养成分，或依靠其特有的功效成分调节机体功能状态，预防或辅助治疗疾病。保健食品的保健功效分为：① 有助于增强免疫力；② 有助于降低血脂；③ 有助于降低血糖；④ 有助于改善睡眠；⑤ 抗氧化；⑥ 有助于缓解运动疲劳；⑦ 有助于减少体内脂肪；⑧ 有助于增加骨密度；⑨ 有助于改善缺铁性贫血；⑩ 有助于改善记忆；⑪ 有助于提高缺氧耐受力；⑫ 清咽；⑬ 有助于降低酒精性肝损伤的危害；⑭ 有助于排铅；⑮ 有助于泌乳；⑯ 有助于缓解视疲劳；⑰ 有助于改善胃肠功能；⑱ 有助于促进面部皮肤健康。

保健食品包装标签上不得含有或者暗示具有治疗作用。老年朋友如果发现其标签或者宣传上超出了以上18种保健功能范围，或者其宣传广告中有患者现身说法，声称其患有的某种疾病或身体疼痛在服用保健品之后得到康复，这些都属于非法宣传，不要轻易相信、购买。

二、老年保健食品选购指南

老年朋友或家人选购保健品时一定不能盲目听信广告，在购买时要慎之又慎。

1. 根据自身需要选择保健食品

保健食品并不是所有人都需要，要根据自身的身体健康状况、身体素质、医生建议等综合考虑选购，不要轻易听信销售人员介绍宣传。不恰当地服用某些特定功能保健食品，非但不会起到促进健康的功效，还会适得其反，造成身体的损伤。例如，某些特定营养素补充剂，缺乏者食用可以使其机体营养素恢复平衡，不缺乏者食用则会导致该营养素过量，机体营养失衡，影响健康。因此，老年人应该尽量以普通食品进行补充，定期到正规医院检查身体，在医生建议下选购适合自己的保健食品。

2.选购正规合格保健品

保健食品购买时一定要到正规药店、商场、超市等场所购买，以降低购买到不合格、假冒伪劣保健食品的概率。

3.产品包装上的批准文号、标识等要特别注意

国家批准的保健食品包装上面一般标有"国食健字G"和"国食健字J"标识；另外，所有保健食品上都有"保健食品"标识，为天蓝色专用标识，与批准文号上下排列或左右并排。不要相信、购买宣传为独门秘方或国外热卖而包装上没有任何标识或全部是外文的保健品。

4.注意留存

购买保健品时，要注意索要正规发票或收据，并注意留存，以便出现问题时维权；同时要注意留存一定量保健食品作为样品，以备不时之需。

5.仔细查看产品包装、说明书

保健食品包装上除了印有一般食品要求的配料名称、营养成分、生产日期、保质期、食用方法、生产厂家等，还有适宜人群、不适宜人群、保健作用等特有的说明。老年朋友或家人购买时要特别留意，看食用者适不适合服用，特别是对于身体状况不佳、所患疾病较多的老年人尤其要注意禁忌，避免因服用不当对自己增加损伤。

6.注意用量和适用范围

保健食品虽然是食品，但服用量也有特别的要求，开始服用时要从小剂量开始，不宜大剂量、长时间服用，注意适度。同时不要盲目听信广告的夸大宣传和虚假宣传，患病后要及时到医院诊治，切不可只服用保健食品，拒绝正规治疗而耽误病情，造成无法挽回的后果。

第七节

年老不可怕，最美夕阳红

古人云："体壮曰健，心怡曰康"。心理健康对于老年人营养状况的改善和身体

功能的保持起着重要的作用。然而随着机体的衰老、神经系统的功能改变，以及社会角色、生活方式变化等，心理问题在老年群体中也尤为突出。美国调查显示，约有23%的65岁以上老年人在某种程度上达到心理障碍的诊断标准；而在我国，老年人心理问题也日益突显，如抑郁症、精神分裂症、情绪障碍等，社区老年人抑郁、焦虑的检出率也可到17%左右。

心理健康与否密切关系到老年人的营养状况、生理功能及生活质量。如果老年人心理健康状况良好，能与周围协调、适应，善于调整自己的负面情绪，老化现象就会大大降低，表现出老有所为、老当益壮的精神面貌，真正做到欢度幸福的晚年。

一、什么是老年心理健康

现在心理健康还没有明确的定义，但其含义基本可以概括为：① 个体心理活动内部一致，各项心理情绪协调；② 个体心理活动与外部环境统一，表现一致，即情绪受周围环境影响感染；③ 个体与环境协调，人际关系和谐；④ 人格健全，个性心理特征稳定，即能够正常地表达自己的喜怒哀乐，并有和谐的人际关系。

而对于老年人来说，随着生理老化和社会角色的变化，心理也产生了一系列变化，主要集中在认知能力和适应能力上。其心理健康标准大致表现为：性格健全，开朗乐观；情绪稳定，善于调适；社会适应良好，能应对应激事件；有一定的交往能力，人际关系和谐；认知功能基本正常。心理健康的老年人善于平衡自己的心态，正确面对自己生理功能的衰退；在情绪上淡定、平和、克制；能主动协助子女料理家务，利用自己的人生经验和阅历正确处理工作和人际关系中的各种矛盾问题。与青中年相比，老年人在情绪表达上要适度和平缓，用平常心去面对生活中的方方面面。

而老年心理健康与营养状况也有着密切的关系，可以说是互相促进、相辅相成。老年人的心理和情绪影响着食物的摄取：部分老年人对退休后的生活不能适应，精神情绪发生了巨大改变，加剧了进食情绪的恶化；有的老年人不与子女同住，出现空巢现象，更降低了进食的欲望，往往饮食品种单一，甚至连续数天食用相同的食物。研究显示，精神状态可以影响人体的消化功能。在积极、愉快的情绪状态下，一般会食欲旺盛，胃肠蠕动增强，消化腺分泌正常，利于进食及食物的消化吸收；而在抑郁、焦虑、悲痛等不良情绪状态下时，消化吸收功能则截然相反。因此，老年人的心理健康，直接或间接影响着其食物、营养素的摄取，甚至影响着营养相关疾病的发生和发展。

二、老年人容易出现的心理问题

老年人心理会随着生理功能的衰老而逐渐变化，很容易出现一些不良心理，影响身心健康，不利于晚年的幸福安宁。

1.恐惧心理

不良的情绪可以导致疾病。相应的，疾病的发生发展也会造成情绪的波动起伏。老年人如果身患疾病，健康状况不佳，药物不断，加之没有必要的心理疏导，往往会产生恐惧疾病、死亡的心理。表现为焦虑、强迫，对于自己身体的变化过分敏感和关注，医院就诊时反复地询问医生治疗方案、用药方法等。

2.多疑心理

多疑是人到老年最容易产生的一种心理问题，它的形成与老年的生理心理变化密不可分。出现这种心理的人往往使自己陷入痛苦、迷惘、惊恐的精神状态中，怀疑周围的人有事情瞒着自己，怀疑饮食不干净、不安全等，经过家人反复解释，效果不明显。

3.失落心理

由于社会角色的变化，一些离退休老干部原来在工作中精神振奋、精力充沛，退休后没有或未能很好地转变生活态度，一时间难以适应，导致闷闷不乐、郁郁寡欢，难以融入周围人群，对人爱答不理。还有一些人不服老，觉得壮志未酬，吃不好，睡不好，对什么事都提不起精神。

4.抑郁心理

一些老年人随着年龄的增长，对于周围事物变得敏感，遇到不如意的事情转不过弯，在挫折面前停滞不前。特别是一些老年人不幸丧偶，失去亲人，终日抑郁苦闷，茶不思饭不想，导致自身营养状况大受影响，免疫力下降，容易受到疾病的侵袭。

三、如何调节达到最佳心理状态

要保持老年心理健康，使老年朋友调节到最佳的心理状态，不仅需要自身提高心理调节能力，也需要家人的帮助和社会的关注。

1.加强老年人自身心理健康的维护

老年心理是老年人自我情绪的变化，自身的调节可以在老年心理健康中起到关键性作用。自身的生命质量需要自己来把握，学会自我调节，做好自己的"心理医生"，积极去适应角色和生活节奏的变化，培养兴趣，安享晚年。有老年朋友总结了心理健康的要点："一个中心，两个要点，三个忘记，四个有，五个要"。即：一个中心，以健康为中心；两个要点，想开一点、糊涂一点；三个忘记，忘记年龄、忘记疾病、忘记恩怨；四个有，有个老伴、有个老窝、有点兴趣、有些老友；五个要，要掉（放下架子）、要俏、要笑、要跳、要聊。对老年朋友可以说是非常不错的建议。

2.家庭氛围不可少

很多老年心理问题的出现根源都在于老人空巢之后的孤独和寂寞，他们往往更加需要子女的尊重和孝敬。一方面，作为子女要多陪伴，陪他们看看电视、说说话、吃吃饭。《中国老年人膳食指南（2016）》也把陪伴饮食作为其中一个重要饮食原则，不仅可以提高老年人摄食的欲望，也有助于他们的心理健康。另一方面，家庭要多换位、多理解。老人和子女之间都要多换位思考，子女用角色互换的心情去照顾、爱护老人，老人也对子女的消费观念、饮食起居、育儿方法多一些理解和接受。

3.社区养老作用巨大，老年教育势在必行

随着社区养老服务的不断完善，以及养老观念的变化，养老院的作用在老人身心健康中发挥的作用越来越明显。养老院里面有专业的人员对其心理问题进行诊治和疏导，对其膳食进行搭配和供应。同时有专门人员对身体不便的老人进行照顾，老人之间也能互相沟通交流，解除内心孤寂，从而保持年轻的心态，活出新的精彩。

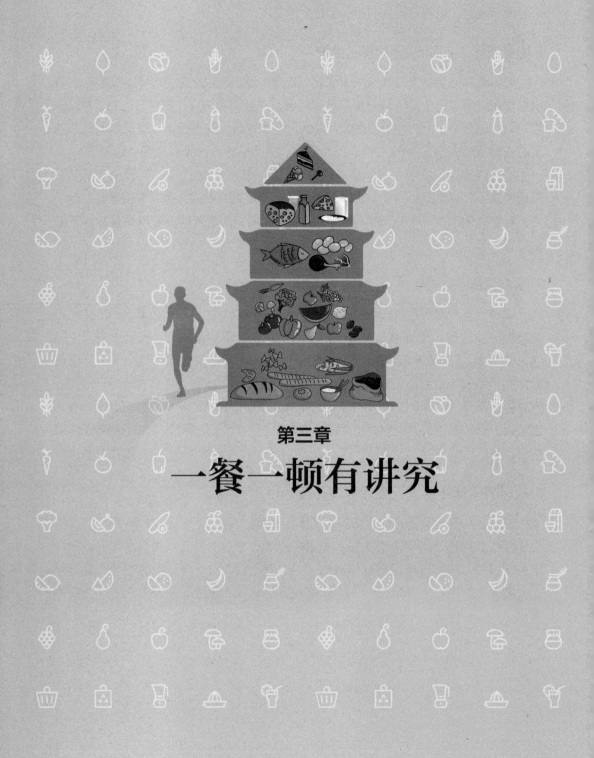

第三章

一餐一顿有讲究

第一节
食物多样化，谷类为主

随着人们对健康的关注，食物中的营养成分越来越受重视，但大部分人关心的往往是某种单一的食物有什么营养。如"山药有补肾的作用"和"多吃鱼对身体好"等。人类食物多种多样，各种食物所含营养成分并不完全相同，每种食物至少可以提供一种营养成分。除母乳外，任何一种天然食物都不能提供人体所需的全部营养物质。只有食物多样化，才能达到营养互补，满足人体对各种营养素的需求，达到健康的目的。

食物多样化是实现平衡膳食的基本途径。食物可分为以下五大类。

第一类：谷薯类，包含米、面、杂粮、红薯、马铃薯等，主要提供糖类、蛋白质、膳食纤维和B族维生素。

第二类：动物性食物，包含肉、禽、鱼、蛋、奶等，主要提供蛋白质、维生素A、B族维生素和维生素D。

第三类：豆类和坚果，包含大豆、其他豆类、花生、核桃等，主要提供蛋白质、脂肪、膳食纤维、矿物质、B族维生素和维生素E。

第四类：蔬菜、水果和菌藻类，主要提供膳食纤维、矿物质、维生素C、维生素K及有益健康的植物化学物质。

第五类：纯能量食物，包含动植物油、食用糖和酒类，主要提供能量，动植物油还提供维生素E和必需脂肪酸。

怎样才能达到食物多样化呢？按照《中国居民膳食指南》建议，平均每天摄入食物种类达到12种以上，烹调油和调味品不计算在内。按一日三餐食物种类分配，早餐4～5种；午餐5～6种；晚餐4～5种；零食1～2种。选择多种小分量食物，种类多一些，每样食物少吃点，做到粗细搭配，避免单一，以达到营养互补的功效。

① 蛋白质需求：老年人蛋白质代谢过程以分解代谢为主，需要较多的蛋白质用于机体补偿组织的消耗，故老年人平时对蛋白质的质量要求相对较高。但与青年人相比，由于老年人代谢低，其实际需要量并不高于青年人，蛋白质供给过多，会加重肝、肾负担。

② 脂肪需求：老年人宜食用低脂食物，但因摄入脂肪太少会影响脂溶性维生素吸收，故不宜过分限制脂肪。重要的是在食物选择中尽量选用含不饱和脂肪酸的油脂，以减少膳食中饱和脂肪酸和胆固醇含量。

③ 糖类需求：老年人消化吸收功能都有不同程度的降低，因此在避免过量摄入糖类、防止高脂血症的前提下，可食用一部分含有果糖的糖类，如蜂蜜和各种糖果点心等。对老年人来说，果糖比葡萄糖的吸收要好些。

④ 纤维素需求：老年人由于小肠黏液分泌减少，影响了肠中正常细菌成长，而含纤维素多的食物可使粪便体积增大，含水量增多，如松花粉，能有效改善胃肠功能。

⑤ 维生素和微量元素需求：许多维生素和微量元素作为酶的辅酶成分，参与体内的生化反应过程，促进新陈代谢。老年人体内维生素的合成减少，故膳食中应供给较丰富的维生素，尤其是维生素 A、B 族维生素、维生素 C、维生素 D 等。老年人活动量与食量减少，为了保持他们的体重、满足生理代谢需要和保持健康状态，要求每天必须摄入充足的微量元素。

针对老年人对营养需求的特点，老年人的膳食要做到以下几点。

（1）食物要粗细搭配、松软、易于消化吸收

随着年龄的不断增加，老年人消化器官生理功能有不同程度的减退，咀嚼功能和胃肠蠕动减弱，消化液分泌减少。许多老年人发生便秘、高血压、血脂异常、心脏病、糖尿病等疾病的危险性也会增加，因此老年人选择食物要粗细搭配，食物的烹制宜松软易于消化吸收，以保证均衡营养，促进健康。

（2）合理安排饮食，提高生活质量

合理安排老年人的饮食，使老年人保持健康的进食心态和愉快的摄食过程，保证其需要的各种营养素摄入充足，以促进老年人身心健康，减少疾病，延缓衰老，提高生活质量。

（3）重视预防营养不良和贫血

60 岁以上的老年人可出现不同程度的老化，包括器官功能减退、基础代谢降低等，并可能存在不同程度的慢性疾病，使老年人摄入的食物量减少而导致营养不良。另外，随着年龄增长而体力活动减少，并因牙齿、口腔问题和情绪不佳，可能导致食欲减退，能量摄入降低，必需营养素摄入减少，而造成营养不良。

随着年龄的增加，老年人器官功能逐渐衰退，容易发生代谢紊乱，导致营养缺乏病和慢性非传染性疾病的危险性增加。合理饮食是身体健康的物质基础，对改善老年人的营养状况、增强抵抗力、预防疾病、延年益寿、提高生活质量具有重要作用。

第二节

粗细搭配，比例均衡

随着人们生活水平提高，我国居民主食的摄入量减少，食物加工越来越精细。现在餐桌上的主食变化不小，米饭愈来愈白，面粉越来越精，而粗粮和杂粮很少见到。

什么是细粮呢？细粮一般指大米、面粉，也就是我们通常说的精米、精白面。精白米面是指加工精度高的稻米和小麦面粉，出米率低，色白，口感好，其缺点有：谷类中损失的营养素较多，尤其是B族维生素和矿物质，长期食用细粮易引起B族维生素缺乏，轻者出现疲倦、烦躁、食欲下降等症状，重者引起脚气病、头痛、失眠、多发性神经炎、全身水肿等；另外，谷类加工越精细，摄入后血糖越高，精白米面由于糠麸丢失，其中的纤维素减少，长期食用细粮容易导致便秘、痔疮等疾病。

什么是粗粮呢？粗粮泛指没有经过精加工的所有粮食，共分为三类。① 谷物类：小米、红米、黑米、紫米、高粱、玉米、荞麦、燕麦、薏米、大麦、麦麸。② 杂豆类：黄豆、绿豆、红豆、芸豆、黑豆、青豆、蚕豆、豌豆。③ 根茎类：红薯、马铃薯、山药、木薯。优点：粗粮中含有大量纤维素，纤维素可以抑制胆固醇的吸收，减少高脂血症，促进肠蠕动，预防便秘；而B族维生素尤其是维生素B_1则可以预防脚气病。缺点：口感稍差，不容易被人体消化吸收，食用过多的粗粮容易导致胃胀、胃酸。另外，由于粗粮中含有的纤维素和植酸较多，长期食用，会使人的蛋白质补充受阻、脂肪利用率降低，造成骨骼、心脏、血液等脏器功能的损害，降低人体的免疫能力，甚至影响到生殖力。如果只是一味吃粗粮，容易造成营养吸收不均衡，从而导致缺乏营养。

我们所吃的主食通常都以谷物加工而来。中医古籍《黄帝内经》很早就指出"五谷为养，五果为助，五畜为益，五菜为充"。这"五谷为养"是提示我们谷类在人类饮食中的基础地位，但从另外一个角度去理解"五谷为养"，它也告诉我们谷类食物不应只局限于小麦和稻米，各种谷物都要吃。生活中，咱们可以把全麦面包、荞麦面条、玉米面粥、棒子面贴饼子、燕麦片、小米粥等食物轮换着吃，做到谷物种类多样化。我们除了要做到谷物种类多样化，还要把多种谷物放在一起做成混合主食。主食原料的多样化可以起到营养素互补的作用、提高食物的营养价值。通过各种主食原料的互相搭配，各种蛋白质互相取长补短，就可以更加接近人体需要，提高吸收利用率，即蛋白质的互补作用。二米饭、八宝饭、豆饭、豆包都是混合主食的典范。此外，薯类也是出色的主食原料。薯类的钾、镁含量高于精白米和精白面粉，薯类含有谷物中缺乏的维生素C。可在主食中加入薯类，或是定期以薯类代替主食来吃，土豆泥、红薯粥、红薯饭都是不错的做法。

《中国居民膳食指南》建议，饮食中以6分粗粮、4分细粮最为适宜，每天最好进食50～100g的粗粮。可以在一天饮食中安排一餐细粮为主，一餐粗粮为主；也可以在同一餐中，粗粮和细粮混搭。生活中吃粗粮也应讲究方法。从营养学上来讲，玉米、小米、大豆单独食用不如将它们按1∶1∶2的比例混合食用营养价值高，因为这样可以使蛋白质起到互补作用。我们在日常生活中常吃的腊八粥、八宝粥等，都是很好的粗细粮混吃食物。

科学饮食，就是要按照均衡营养的原则，将食物进行合理搭配，使粗细粮中的各种营养素相互补充，保证人体需要的各种营养素摄入充足，以促进身心健康、减少疾病、延缓衰老、提高生活质量。

第三节

每天饮奶，防病补钙

奶类是一种营养成分丰富、组成比例适宜、易消化吸收、营养价值高的天然食品。牛奶中含有的蛋白质都是优质蛋白，主要为酪蛋白、球蛋白、乳蛋白等，其中包含人体生长发育所需要的全部氨基酸，这是其他食物所无法比拟的。牛奶除了提供优质蛋白，还提供维生素B_1、维生素B_2和钙等。牛奶中蛋白质含量约3%，必需氨基酸的比例符合人体需要，脂肪含量为3%～4%，以微脂肪球的形式存在。奶中的乳糖能促进钙、铁、锌等矿物质的吸收。

牛奶深受人们欢迎的另一个原因是牛奶里面钙含量比较高，而人体骨骼、牙齿等生长都离不开钙的参与，所以对于正在长身体的青少年、钙质容易流失的更年期人群和老年人等，比较推荐饮用牛奶。牛奶中含有丰富的糖类，可以为人体提供日常活动所需要的能量。

此外，牛奶中含有钾，可使动脉血管壁在血压高时保持稳定，常喝牛奶可使脑卒中危险减少50%，还可预防高血压和心脏病，可以阻止人体吸收食物中有毒的金属铅和镉；牛奶中的酪氨酸能促进血清素大量生长；牛奶中的镁能使心脏和神经系统耐疲劳；牛奶中的碘、锌和卵磷脂能大大提高大脑的工作效率。酸奶和脱脂奶可增强免疫系统功能，防止肿瘤细胞增长。

我国居民膳食钙摄入一直处于较低水平。从营养健康角度讲，不论年龄、性别和居住环境，所有人都应该每天坚持食用奶和奶制品。每250毫升牛奶，含钙300毫克，相当于一天推荐摄入量的34%。目前，我国牛奶消费还处于较低水平，如果能按照膳食指南的推荐，每人每天奶类摄入量能达到300克左右，将大大改善我国居民钙的营养和骨骼健康状况，在某些程度上还会降低一些慢性病的发病率。

现在市场上常见的主要有牛奶、酸奶、奶酪、奶粉等。其中酸奶经过发酵，乳糖、蛋白质和脂肪部分分解，变得更易被人体吸收，是膳食中钙、蛋白质的良好来源。发酵的酸奶含有丰富的益生菌，可以促进人体肠道健康。

如何饮用呢？正常人建议每天早饭时饮用200 ~ 250毫升牛奶，午餐加100 ~ 125毫升酸奶；乳糖不耐受的人群可以选择酸奶、奶酪等发酵型奶制品，或者低乳糖奶，不要空腹饮奶。由于全脂牛奶中脂肪含量偏高，患有高脂血症或是动脉硬化症的老年人适合选择脂肪含量较低的低脂奶或脱脂奶，这样既能补充优质蛋白，还可以控制脂肪和胆固醇的摄入。另外，不是所有人都适合饮用牛奶，如慢性支气管炎等患者就应限制奶制品的摄入。

第四节

常吃豆类，补充蛋白

豆制品是我们居家生活中常吃的食物。豆制品除了能够增加营养、增进食欲、帮助消化外，豆制品还对牙齿、骨骼生长发育有很大帮助。

豆类包括黄豆、黑豆、青豆等。豆类营养丰富。大豆含有丰富的优质蛋白（35% ~ 40%），富含谷类蛋白缺乏的赖氨酸，是与谷类蛋白互补的理想食品，氨基酸的组成非常接近人体需要，属于优质蛋白。豆制品的营养价值很高，大豆脂肪含量为15% ~ 20%，其中不饱和脂肪酸占比为85%，亚油酸为50%。另外还含有对血管健康有益的磷脂、钾、钙、大豆异黄酮、植物固醇、大豆低聚糖等，对预防骨质疏松有较大作用。

以豆腐为例，每100g豆腐约含蛋白质8.1g、脂肪3.7g、糖类4.2g、膳食纤维0.4g、钙164mg，豆腐因其高氨基酸和蛋白质含量是谷物很好的补充食品。豆腐中的脂肪酸约78%是不饱和脂肪酸，而且不含胆固醇，营养成分与肉类接近，素有"植物肉"的美称，甚至可以替代肉类。豆制品通常分为2类。① 非发酵豆制品：豆浆、豆腐、豆干、豆腐丝、豆腐脑等。② 发酵豆制品：豆豉、豆腐乳、豆瓣酱等。

豆制品蛋白质含量很高，如豆腐干的蛋白质含量高达20%，几乎等同牛肉；豆浆和豆奶的蛋白质含量为2% ～ 3%，接近牛乳；腐竹的蛋白质含量高达45% ～ 50%，快赶上牛肉干的蛋白质含量了。

豆制品不仅可以补充优质蛋白，还能补充钙和植物激素。植物激素能抑制一些肿瘤的生长，阻止肿瘤释放损伤临近细胞的物质，有一定的抗癌作用。在日本，全国约有3万家豆腐店，平均每人每年要吃掉20kg以上的豆制品；夏威夷医务部门曾对8000多名美籍日本人进行长达20年的跟踪调查，发现每周只吃一、二次豆制品的人比每天都吃豆制品的人前列腺癌患病率要高出3倍。

在食用时需要注意的是：饮用豆浆时必须要煮沸后才能饮用，如喝了未煮熟的豆浆会导致大豆中胰蛋白酶抑制物中毒，出现恶心、呕吐、腹胀、腹泻等症状；发酵豆制品在制作过程中会加入大量盐，应控制食用量。另外，豆腐含嘌呤较多，多吃豆腐易导致痛风发作。豆制品含有非必需氨基酸，代谢产物会增加肾脏负担，有痛风病史和肾功能不全的患者要慎用。

第五节

畜禽水产，饮食适量

老年人随着年龄的增加，生理功能减退，蛋白质合成能力较差，摄入蛋白质利用率降低，分解代谢大于合成代谢，容易出现负氮平衡。表现为血清白蛋白含量降低，机体免疫力下降，酶的活性减弱，伤口愈合迟缓等。因此，蛋白质摄入量应保证质优量足。要注意选择生物利用率高的优质蛋白，如鸡蛋、红肉、鱼等。此类食物蛋白质的含量普遍较高，其氨基酸组成更适合人体吸收、利用，对维持老年人肌肉合成十分重要；还富含脂类、脂溶性维生素、B族维生素及矿物质，是平衡膳食的重要组成部分，在满足人体对营养素的需求中占有重要地位；但能量高，有些含有较多的饱和脂肪酸和胆固醇，摄入过多可增加肥胖和心脑血管疾病等发病风险。目前，我国多数居民摄入畜肉较多，禽和鱼类较少，对居民营养健康不利，需要调整相应比例。

畜肉包括猪、牛、羊等的肌肉、内脏及其制品。畜肉的肌色较深，呈暗红色，故有"红肉"之称。营养价值较高，饱腹作用强，蛋白质含量平均在10%～20%，牛、羊肉蛋白质含量较高，可达20%。脂肪含量因物种、年龄、部位等不同存有较大差异，平均为15%：猪肉最高，羊肉次之，牛肉最低。瘦肉中脂肪含量相比于脑部、肥肉较低，因此吃畜肉应当选择瘦肉。畜肉中矿物质的平均水平明显高于禽肉。维生素主要以B族维生素和维生素A为主，内脏中维生素含量比肌肉多，肝脏中维生素A的含量尤为丰富。其中铁主要以血红素的形式存在，消化吸收率高，是铁的最佳膳食来源，能有效地预防老年人贫血。

畜肉蛋白质氨基酸组成与人体需要也较接近，利用率高，含有较多的赖氨酸，宜与谷类食物搭配食用。脂肪组成多以饱和脂肪酸为主，内脏胆固醇含量高于肌肉，其中脑中胆固醇含量最高，一般每100g动物脑中含胆固醇2400mg以上，远远高于蛋黄；其他脏器每100g含有胆固醇300mg左右，是肌肉中含量的2～3倍。加工过的畜肉致癌的原因不是食物本身，而是食物加工过程中产生或添加的某种成分可能会诱发病变，应少选或不选。

由于老年人的特殊生理特征，消化功能减弱，可选择禽类如鸡、鸭、鹅等脂肪含量较低、易消化，且脂肪酸组成优于畜类脂肪的肉类。禽肉蛋白质含量为16%～20%，其中鸡肉的含量最高，鹅肉次之，鸭肉相对较低。脂肪含量在9%～14%。维生素主要以维生素A和B族维生素为主，内脏维生素含量比肌肉高，肝脏中含量最多。禽类脂肪酸构成以单不饱和脂肪酸油酸为主，其次为亚油酸、棕榈酸。内脏饱和脂肪酸和胆固醇含量较高，禽肝每100克含胆固醇350mg，约是肌肉中含量的3倍。

水产品类脂肪含量较低，且含有较多的不饱和脂肪酸，有些鱼类富含二十碳五烯酸（EPA）和二十二碳六烯酸（DHA），还有部分的游离氨基酸、肽、胺类等，对预防血脂异常和心血管疾病等有一定作用，可首选。蛋白质含量为15%～22%；糖类的含量较低，约1.5%；脂肪含量为1%～10%；矿物质中以硒、锌和碘的含量较高，其次为钙、钠、钾、氯、镁等；海鱼含有较多的碘，牡蛎和扇贝中含有较多的锌。生鱼制品中含有硫胺素酶和催化维生素B_1降解的蛋白质，因此大量食用生鱼片可造成维生素B_1的缺乏。

鸡蛋中含有丰富的优质蛋白质，氨基酸组成与人体组织的蛋白质最为接近，因此人体利用率最高。蛋黄中的叶黄素和玉米黄素具有很强的抗氧化作用，能保护视网膜中的黄斑，延缓眼睛的老化，但胆固醇含量较高，摄入量不宜过多，一般每天40～50g，即一个中等鸡蛋的大小。牛奶中含有非常丰富的酪蛋白、白蛋白、球蛋白和乳清蛋白，消化吸收率极高。

老年人贫血比较常见，主要是由于动物性食物摄入量减少，铁摄入量不足，从而降低了铁的吸收和利用，因此应积极采取措施预防老年性贫血。一般来说，动物性制品中铁的吸收利用率高，应适量增加瘦肉、禽、鱼、动物肝脏、血等摄入。中国营养学会建议65岁以上老人每天平均摄入动物性食物的量：水产品类40～50g，畜禽肉类40～50g，蛋类40～50g，平均每天摄入动物性食物总量120～150g。建议每月食用动物内脏食物2～3次，每次25g左右，以降低患贫血的风险。应将这些食物分散在每天各餐中，尽量避免集中食用，最好每天都吃到肉和蛋，以便更好地发挥蛋白质互补作用。

第六节
水果蔬菜，人见人爱

新鲜蔬菜水果是平衡膳食的重要组成部分，对提高膳食微量营养素和植物化学物的摄入起到重要作用，是维生素、矿物质、膳食纤维和植物化合物的重要来源。循证研究发现，老年人适量提高蔬菜水果摄入量，可维持机体健康，有效降低心血管疾病、肺癌和糖尿病等慢性病的发病风险。

近年来，我国居民整体蔬菜水果摄入量偏低，果蔬摄入长期不足，成为制约平衡膳食和某些微量营养素不足的重要原因。尤其是老年人，肠道功能减弱，易发生便秘。果蔬中的膳食纤维进入肠道后，能吸水膨胀，使肠道内容物体积增大，大便变软变松，促进肠道蠕动，起到润便的作用，对预防、治疗老年性便秘具有重要作用。其中还含有各种植物化合物、有机酸和芳香物质等成分，有增进老年人食欲、帮助消化、抗氧化、延缓衰老等功效。但工业上果汁常常加入糖和调味原料，并去除了膳食纤维，因此果汁不能替代新鲜蔬果。

新鲜蔬菜一般含水量为65%～95%，富含维生素、矿物质、膳食纤维（纤维素、半纤维素、果胶等）和植物化合物（多酚类、萜类等），且能量低，一般都低于125kJ（30kcal）/100g。蔬菜是β-胡萝卜素、维生素C、叶酸、钙、镁、钾的良好来源。

每类蔬菜各有其营养特点。嫩茎、叶、花类蔬菜（如油菜、菠菜、西蓝花）富含β-胡萝卜素、维生素C、维生素B_2和矿物质；在蔬菜代谢旺盛的叶、花、茎内，维生素C含量丰富，与叶绿素分布平行。一般深色蔬菜的β-胡萝卜素、维生素B_2和维生素C含量均较高，而且含有更多的植物化合物。受光合作用影响，叶类蔬菜的维生素含量一般高于根茎类和瓜菜类。十字花科蔬菜（如甘蓝、菜花、卷心菜等）富含植物化合物如异硫氰酸盐，菌藻类（如口蘑、香菇、木耳、紫菜等）含有蛋白质、多糖、β-胡萝卜素、铁、锌和硒等矿物质，在海产菌藻类（如紫菜、海带）中碘含量较高。

蔬菜的种类有上千种。老年人在挑选和购买蔬菜时要多变换种类，每天至少达到5种以上。每种蔬菜特点都不一样，所以应不断更换交替购买和食用。

水果的种类丰富多彩。除了从颜色和甜度来区别水果种类，最重要的购买原则是，尽量挑选当季时令鲜果。夏天和秋天是水果最丰盛的季节，不同的水果甜度和营养素含量有所不同。

水果是大部分可以直接食用、多汁且大多数有甜味的植物果实的统称。水果种类很多，根据果实的形态和特性大致可分为五类：浆果类，如葡萄、蓝莓等；瓜果类，如西瓜、哈密瓜等；柑橘类，如柳橙、文旦等；核果类（内果皮形成硬核，包有一枚种子），如桃、李、枣等；仁果类（内有籽），如苹果、梨等。也有按照地区分类，如热带水果等。多数新鲜水果含水量85%～90%，富含维生素C、钾、镁和膳食纤维（纤维素、半纤维素和果胶）。成熟水果所含的营养成分一般比未成熟的水果高。

一般来说，水果中含糖类比蔬菜高，在5%～30%，主要以双糖或单糖的形式存在，如苹果和梨以果糖为主，葡萄、草莓以葡萄糖和果糖为主。葡萄糖和果糖都属于单糖，不用转换，可以被人体直接吸收，能迅速给机体提供能量。水果中的有机酸如果酸、柠檬酸、苹果酸、酒石酸等含量比蔬菜丰富，能刺激人体消化腺分泌，增进食欲，有利于食物的消化，同时有机酸对维生素C的稳定性起到一定的保护作用。一些水果还含有丰富的膳食纤维，这种可溶性膳食纤维有增加肠道蠕动的作用。此外，水果中还含有黄酮类物质、芳香物质、香豆素、D-柠檬萜（存在于果皮的油中）等植物化合物，它们具有特殊生物活性，有益于机体健康。

蔬菜、水果品种很多，不同果蔬的营养价值相差很大。只有选择多种多样的果蔬，合理搭配，才能做到食物多样，享受健康膳食。中国营养学会建议65岁以上老人每天平均摄入水果和蔬菜的量分别是：200～300g和300～500g。最好在每天早上买好一天的新鲜果蔬，不要过长时间放置。无论是蔬菜还是水果，如果放置时间过长，不但水分丢失，口感也不好。蔬菜发生腐烂时，还会导致亚硝酸盐含量增加，对人体健康不利。

尽管蔬菜和水果在营养成分和健康效应方面有很多相似之处，但它们是不同的食物种类，其营养价值各有特点。蔬菜中的维生素、矿物质、膳食纤维和植物化合物的含量高于水果。水果中的糖类、有机酸、芳香物质比新鲜蔬菜多，且水果使用前不需要加热，其营养成分不受烹调因素影响，故不能相互替代。

第七节
饮食清淡，限油少盐

一、减少盐摄入

食盐是食物烹饪或食品加工的主要调味品。我国居民的饮食习惯中食盐摄入量过高，而过多的盐摄入与高血压、胃癌和脑卒中的发病有很大的关系。《中国居民营养与慢性病状况报告（2015年）》指出，"2012年全国18岁及以上成年人高血压患病率为25.2%"。高盐摄入是高血压发生的重要影响因素，应引起重视。

60岁以上或有家族性高血压的人群，对食盐摄入量的变化更为敏感。膳食中的食盐如果增加或减少，血压就会随之改变，年龄越大这一危害也越大。因此，老年人更要降低食盐摄入，养成清淡口味，逐渐做到量化用盐用油。中国营养学会推荐65岁以上人群每天食盐摄入量不超过5g。我国居民钠的摄入中，有72%为烹调盐的贡献，有8%为酱油的贡献。因此，减盐的一项重要措施就是减少烹调盐的摄入。

1.培养清淡口味，逐渐做到量化用盐

人的味觉是逐渐养成的，需要不断强化健康观念，改变烹饪和饮食习惯，以计量方式（定量盐勺）减少食盐等调味品的用量，养成清淡口味。老年人可根据目前每天食盐的个人用量，设定减盐的目标，循序渐进，逐渐降低摄入量，最终达到每人每天的食盐用量不超过5g。在家庭烹饪时推荐使用定量盐勺，或用量具量出，每餐按量放入菜肴。

2.如何做到食盐减量

（1）选用新鲜食材，巧用替代方法

烹调时应尽可能保留食材的天然味道，这样就不需要加入过多的食盐等调味品

来增加食物的滋味。另外，可通过不同味道的调节来减少对盐味的依赖，如在烹制菜肴时放少许食用醋，提高菜肴的鲜香味，有助于适应少盐食物；也可以在烹调食物时少量使用花椒、八角、辣椒、葱、姜、蒜等天然调味品。对于高血压风险较高的老年人也可以使用高钾低钠盐，既满足了咸味的要求，又可减少钠的摄入。

（2）合理运用烹调方法

烹制菜肴可以等到快出锅时再加盐，能够在保持同样咸度的情况下，减少食盐用量。对于炖、煮菜肴，由于汤水较多，更要减少食盐用量。烹制菜肴时加糖会掩盖咸味，所以不能仅凭品尝来判断食盐是否过量，而应该尽量使用量具。尽量少用或者不用咸菜作为烹调配料，以减少盐的含量。

（3）做好总量控制

在家烹饪时的用盐量按每人每天5g计算，还应考虑日常零食、即食食品、黄酱、酱油等的食盐含量。如果在家只烹饪一餐，则应该按照餐次食物分配比例计算食盐用量，如午餐占三餐的40%，则午餐每人的食盐用量不超过2g（5g×40%）。

（4）注意隐性钠问题，少吃高盐（钠）食品

一些加工食品虽然吃起来没有咸味，但在加工过程中都添加了食盐，如面条、面包、饼干等；鸡精、味精含钠量较高，老年人应特别注意，尽量不用或者少用。

某些腌制食品、预包装食品都属于高盐（钠）食品。常见的有炸蚕豆、咸味饼干、腌制梅肉、豆腐丝等，老年人在购买时应注意食品包装上的钠含量。

（5）要选用碘盐

除高水碘地区，推荐食用碘盐，预防老年人碘的缺乏。

二、减少油摄入

烹调油包括植物油和动物油，是人体必需脂肪酸和维生素E的重要来源。必需脂肪酸是指人体不能合成，必须由食物供应的脂肪酸，如亚油酸和α-亚麻酸。机体如果缺乏必需脂肪酸，会影响机体免疫力、伤口愈合、视力、脑功能及心血管健康。

常见的植物油如大豆油、花生油、葵花子油、菜籽油、芝麻油、玉米油、橄榄油等；常见的动物油如猪油、牛油、羊油、奶油（黄油）、鱼油等。烹调油是提供人体所需脂肪的重要来源。

动物油所含脂肪酸比例与植物油脂不同。植物油富含维生素E。不同植物油中，脂肪酸的构成不同，各具营养特点。如橄榄油、茶油、菜籽油的单个饱和脂肪酸含量较高，玉米油、葵花子油则富含亚油酸，胡麻油（亚麻子油）中富含α-亚

麻酸。因此，应该经常更换烹调油的种类，交替使用。

目前，我国居民烹调油摄入量过多。过度油腻的食物对消化功能减弱的老年人来说，还可能造成营养不良、胃肠功能紊乱，从而影响老年人对营养素的正常吸收。应减少烹调油和动物脂肪用量，每天的烹调油摄入量为25～30g。

那么，如何减少烹调油摄入量呢?

1.坚持定量用油，控制总量

可将全家每天应该食用的烹调油倒入量具（带刻度量壶）内，炒菜用油均从该量具内取用。逐步养成习惯，培养成自觉的行为，对预防慢性病大有好处。

2.巧烹饪

烹调方式多种多样，不同烹调方法用油量有多有少。根据个人的咀嚼功能选择合理的烹调方式，如蒸、煮、炖、焖、水滑、熘、拌等，都可以减少用油量。

3.少吃油炸食品

油炸食品口感好，香味足，对食用者有很大诱惑，容易过量食用。油炸食品为高脂肪、高能量食品，容易造成能量过剩。此外，反复高温油炸会产生多种有害物质，可对老年人的健康造成危害，因此尽量避免食用。

4.少摄入饱和脂肪酸

对于加工的零食和油炸香脆食品，老年人应特别注意限制摄入，这也是限制摄入富含饱和脂肪酸食物的好办法。许多饼干、蛋糕、糕点、加工肉制品和其他可口的零食，都可能由富含饱和脂肪酸的油类如黄油、奶油、烹饪的人造黄油、可可脂和棕榈油等制作而成，应控制摄入量。

第八节

少量多餐，食物细软

一、少量多餐保健康

合理的饮食制度是很重要的，要做到进餐与生理状态和生活作息相适应，避免冲击性负荷引起对抗性反调节，保持机体内环境稳定。考虑到老年人牙齿缺损，消化液分泌和胃肠蠕动减弱，容易出现食欲下降和早饱现象，造成食物摄入量不足和营养缺乏。因此，老年人更应该注意合理设计、精准营养，做到少量多餐。中国人习惯于每天三餐，大多数人轻视早餐，重视午餐。其实早餐非常重要，早餐营养摄入不足，对身体影响很大。故老年人应遵循"早吃好，午吃饱，晚吃少"的饮食原则。蛋白质类的食物可引起基础代谢增高，升高血糖和提高神经系统兴奋性，故在早餐中应有丰富的蛋白质食品，而在晚餐中应以含糖类、高谷类和蔬菜食物为主，以有利于休息和睡眠。两餐间隔时间，通常以4～5小时为宜。对于高龄老年人和身体虚弱及体重出现明显下降的老人，正餐摄入量可能有限，应特别注意增加餐次，常换花样，保证充足的食物摄入。进餐次数可选用三餐两点制或三餐三点制。每次正餐占总能量的20％～25％，每次加餐的能量占5％～10％。用餐时间相对固定。两餐之间加餐可选用如粥、水果、酸奶、原味苏打饼干、口服营养补充剂等食物，但不要因增加餐次而使进食量超过正常能量。对于有吞咽障碍和高龄的老年人，可选择软食、半流质或糊状食物，液体食物应增稠。每天5～6餐均匀分配，进食中要细嚼慢咽，预防呛咳和误吸。

二、细软食物的制作方法

制作方法如下。

① 将食物切小切碎，或延长烹调时间。

② 肉类食物可切成肉丝或肉片后烹饪，也可剁碎成肉糜制作成肉丸食用；鱼虾类可做成鱼片、鱼丸、鱼羹、虾仁等。

③ 坚果、杂粮等坚硬食物可碾碎成粉末或细小颗粒食用，如芝麻粉、核桃粉、玉米粉等。

④ 质地较硬的水果或蔬菜可剁碎或粉碎榨汁食用。

⑤ 多采用炖、煮、蒸、烩、焖、烧等烹调方法，少煎炸和熏烤等。

三、细嚼慢咽好处多

通过牙齿细嚼，可以将食物充分嚼细磨碎，使食物有很大面积与唾液充分接触，促进食物更好的消化、吸收，减轻肠胃负担。

充分细嚼，可以促进唾液分泌，充分发挥唾液内溶菌酶的杀菌作用。

防止因咀嚼吞咽过快，使食物误入气管，造成呛咳或者吸入性肺炎甚至窒息。

老年人味觉敏感性显著下降，细嚼慢咽可以帮助老年人味觉器官充分发挥作用，提高味觉感受，更好地品味食物。

细嚼慢咽还可以使咀嚼肌肉得到更多的锻炼，并有助于刺激胃肠道消化液的分泌。

在饮食烹调加工时，要做到质量好、数量宜少，滋味鲜美促进食欲，质地柔软易于咀嚼和消化。再则要充分考虑到老年人饮食习惯。在烹调加工时，应充分选用其喜爱的食品，采用其习惯的烹调方法，以促进平衡饮食实施。对有害健康的不良饮食习惯，如偏食、素食等，应耐心地宣传说服，逐步加以纠正。

第九节

陪伴进餐，积极运动

一、保持健康的进餐心态、维护良好的进餐环境

合理安排老年人的饮食，使老年人保持健康的进食心态和愉快的摄食过程。家庭和社会应从各方面保证其饮食质量、进餐环境和进餐情绪，使其得到丰富的食物，保证其需要的各种营养素摄入充足，以促进老年人身心健康、减少疾病、延缓衰老、提高生活质量。

老年人的进餐环境和进食情绪十分重要，和家人一起进餐往往比单独进餐具有更多优点。调查结果表明，老年人与家人、同伴一起进餐比单独进餐吃得好，不仅增加对食物的享受和乐趣，还会促进消化液的分泌，增进食欲，促进消化。老年人和家人一起进餐有助于交流感情，了解彼此在生活、身体、工作方面的状况，使老年人享受家庭乐趣，消除孤独，有助于预防老年人心理疾病的发生。同时，也可以适当参与食物的准备与烹饪，通过变换烹饪方法和食物的花色品种，烹制自己喜爱的食物，提升进食乐趣，享受家庭喜悦和亲情快乐。对于孤寡、独居老人，可以集体到如社区老年食堂、托老所等地方用餐，增进交流。对于生活自理困难的老年人，家人更应多加陪伴，采用辅助用餐、送餐上门等方法，加强对老年人的关心和交流，注意饮食和体重的变化，及时发现和预防疾病的发生。

二、老年人运动建议

1.为什么要运动

随着年龄增加，老年人骨骼、肌肉、消化、呼吸、心血管、中枢神经等各系统功能逐渐衰退。如果天天运动，多做户外活动，则可延缓老年人体力、智力和各器官功能的衰退，这是因为：① 运动可以使心肌收缩加强，血液循环得到改善，肺活量扩大，血液含氧量增加，使全身各组织细胞得到充足的氧气；有利于促进食欲，保持大便通畅，增加肠道蠕动，防止便秘；能改善神经系统功能，减少紧张和忧虑，有利于睡眠；能改善肌肉和关节的血液循环，减少骨骼脱钙，延缓骨质疏松、关节增生和退变。② 户外活动，空气新鲜，接收紫外线照射，有利于体内维生素D的合成，预防或推迟骨质疏松的发生。

2.适合老年人的运动项目

根据老年人的生理特点，老年人适合耐力性项目，如步行、慢跑、游泳、跳舞、太极拳、乒乓球、门球、保龄球等。

（1）步行

步行时下肢支持体重，上下关节、肌肉与身体其他各部位协调配合，使每个部位都得到锻炼；同时加强心肌收缩，加大心血输出量，使各组织血流量增加。天天散步，对于改善心肺功能、延缓下肢关节退行性变化有积极作用。

（2）慢跑

慢跑比散步强度大，消耗能量多，能加速血液循环，促进新陈代谢，增大能量消耗，改善脂质代谢，有利于预防血压和高脂血症的发生。

（3）体操

体操动作可简可繁，运动速度可快可慢，运动范围可大可小，运动量容易调整。经常坚持做体操可以使头颈、躯干、四肢灵活，养成良好体姿，发展柔韧性，维持神经、肌肉的协调能力。

3.老年人运动4项原则

（1）安全

由于老年人体力和协调功能衰退，视、听功能减弱，对外界的适应能力下降，故参与运动时首先要考虑安全，避免有危险性的项目和动作，运动强度、幅度不能太大，动作要简单、舒缓。

（2）全面

尽量选择多种运动项目和能活动全身的项目，使全身各关节、肌肉群和身体多个部位受到锻炼。注意上下肢协调运动，身体左右侧对称运动，并注意颈、肩、腰、髋、膝、踝、肘、腕、手指、脚趾等各个关节和各个肌群全面运动，眼、耳、鼻、舌、齿经常运动。

（3）自然

老年人运动方式应自然、简便，不宜做负重憋气，以及过分用力、头部旋转摇晃的运动，尤其对有动脉硬化和高血压的老年人，更应避免。憋气时因胸腔的压力增高，回血量和脑供血减少，易头晕目眩，甚至昏厥；憋气完毕，回心血量骤然增加，血压升高，易发生脑血管意外。头部旋转摇晃可能会使血液过多流向头部，当恢复正常体位、血液快速流向躯干和下肢时，会造成脑部缺血，出现两眼发黑和站立不稳等情况，容易摔倒。

（4）适度

老年人应该根据自己的生理特点和健康状况选择适当的运动强度，时间和频率。最好坚持每天锻炼，至少每周锻炼3～5次，每天户外运动时间至少半小时，最好1小时。老年人进行健康锻炼一定要量力而行，运动强度以轻微出汗、自我感觉舒适为度。每天最佳适宜锻炼时间是上午9:00～10:00或下午4:00～6:00。

4.老年人运动注意事项

（1）做全面身体检查

通过检查可了解自己的健康状况，做到心中有数，为合理选择运动项目和适宜的运动量提供依据。

（2）了解运动前后的脉搏

测量早晨起床时的基础脉搏及运动前后的脉搏变化，进行自我监测，必要时可测量血压。

（3）锻炼要循序渐进

每次运动以前要做几分钟准备活动，缓慢开始，运动量要由小到大，逐渐增加。以前没有运动习惯的老年人，开始几天可能会出现不适应反应，表现为疲劳、肌肉酸疼、食欲稍差、睡眠不好等。此时应减少运动量，降低运动强度。经过一段时间适应后再慢慢地增加运动量，不要急于求成。

（4）活动环境要好

要尽量选择空气清新、场地宽敞、设施齐全、锻炼气氛好的场所进行锻炼。

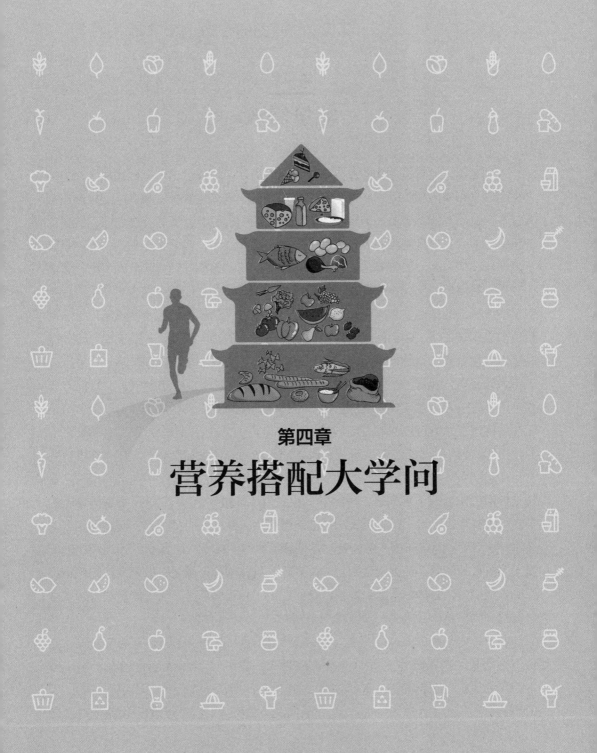

第四章

营养搭配大学问

第一节

能量需求

人到老年，随着机体功能发生不同程度的退化，往往会出现基础代谢下降、体力活动减少和体内脂肪组织比例增加，其对能量的需求也会相对减少。如果能量摄入过多，过剩的能量会更多地转变为脂肪储存而引起肥胖，而肥胖对老年人的身体健康影响很大，尽管肥胖使老年人看上去更有福相，但从健康角度来讲，肥胖是促发高血压、糖尿病、血脂异常、代谢综合征及脑卒中等肥胖相关疾病的诱因，医学上并不支持老年人肥胖。因此，能量摄入量应随年龄增长而逐渐减少。那么，在控制总能量摄入的基础上，平衡膳食和合理营养是加强老年保健、延缓衰老进程、防治各种老年常见病、达到健康长寿和提高生命质量的必要条件。一般来说，老年人的基础代谢率要比青壮年低10% ~ 15%，再加上老年人体力活动减少，60岁以上老年人能量摄入量应较青壮年减少20%，70岁以上老年人应减少30%。然而老年人个体差异较大，对能量的消耗量也不尽相同，能量的摄入量与消耗量以能保持平衡并维持理想体重为宜。

日常饮食中，能量主要来源于食物中的蛋白质、糖类和脂肪。老年人在维持生命活动和从事各种劳动或社会活动的过程中都要消耗能量，消耗的能量如果与从食物中摄取的能量趋于平衡时，营养学上称之为"能量平衡"。能量平衡是抗衰老的关键，它并不是要求一个人每天消耗的能量和摄入的能量必须相等，而是要求老年人在5 ~ 7天内消耗与摄入的能量平均值趋于相等。如果一个人长时间内消耗的能量大于摄入的能量，那么则会引起体重减轻，身体消瘦；反之，如果消耗的能量小于摄入的能量，则会导致脂肪堆积，身体超重，甚至会肥胖。可见能量摄入过少或过多都会损害身体，加速人体衰老。

老年人对能量的需求可根据年龄和实际消耗的能量决定。对于老年人群体而言，中华人民共和国卫生行业标准WS/T 556-2017《老年人膳食指导》中按照不同年龄段提出了推荐摄入量（RNI），并将各年龄段分为轻体力和中等体力，其RNI值相差幅度较大（表4-1）。在一般情况下，65岁以上的老年人很可能在基础代谢方面下降，而且体力活动相对减少，劳动强度也相对减弱，所以能量的需求一般可按轻体力活动计算，且男女有别。

表4-1 不同年龄段老年人的能量推荐摄入量（RNI）

年龄/岁	体力活动强度	能量/kcal·d^{-1}	
		男	女
65～79	轻体力活动	2050	1700
	中体力活动	2350	1950
≥80	轻体力活动	1900	1500
	中体力活动	2200	1750

对于老年人个体而言，由于生活模式和生活质量的不同，其变化也较大，如果60岁以后仍然从事体力活动，或是坚持运动，或是每天坚持走路达半小时以上等，能量的消耗就会大于以上的量；如果老年人终日不出门，或是坐着看书报、看电视，或是伏案工作，或是打牌、打麻将等，在静态的模式下，摄入的能量可能高于所需。但是值得注意的是，如果老年人摄入的能量过低或低于推荐量，就很可能出现膳食中营养素摄入的不平衡，长期发展的结果会导致老年人出现营养缺乏病。

老年人如何判断自己摄入的能量和消耗的能量是否平衡？最简单的方法是理想体重法，参阅第二章第二节的介绍。一般情况下，体重处于正常范围表明能量平衡。老年人应经常称量体重，以体重为参考决定进食量的多少。体重长期稳定，上下波动在1kg左右，应保持目前的进食量。体重若处于超重和肥胖状态，表示能量摄入大于机体消耗量，应合理控制目前的进食量。而体重若处于长期消瘦状态或处于持续下降状态，则表示能量摄入小于机体消耗量，应合理增加目前的进食量。若在1个月内体重减少5%以上，3个月内丢失7.5%以上，6个月内丢失10%以上，则需要引起高度的重视，应及时就医，以发现隐匿疾病及时治疗。

有人说"胖是福相"，也有人说"有钱难买老来瘦"，这些实际上都是一种误导和偏见。其实老年人的健康与其生活模式的合理化是密不可分的。老年人应在医学的指导下，纠正偏见，真正做到合理控制能量摄入、科学平衡膳食营养、适当增加体力活动、积极面对老年生活，这才是真正的长寿之道。

第二节

糖类需求

糖类（碳水化合物）是自然界中存在很广泛的一类物质，是食物的主要成分之一，由碳、氢、氧三种元素组成。糖类是一切生物体维持生命活动所需能量的主要来源。糖类具有很多特殊的生理功能：① 构成细胞和组织。每个细胞都含有糖类，其主要以糖脂、糖蛋白和蛋白多糖的形式存在，分布在细胞膜、细胞器膜、细胞浆及细胞间质中。② 节约蛋白质作用。食物中糖类不足，机体不得不动用蛋白质来满足机体活动所需的能量，这将影响机体用蛋白质参与组织构成等更重要的生理功能。③ 脂肪代谢调节作用。脂肪代谢时，必须依赖糖类供应热能，完成脂肪的氧化过程。当糖类不足时，脂肪氧化不完全而产生酮症，常在糖尿病发生酸中毒时见到，充分的糖类可防止糖尿病的酸中毒。④ 解毒功能、增强肠道功能等。

植物是糖类的主要来源，而在植物中谷类是人体可利用的糖类最主要的来源，也是B族维生素、矿物质、蛋白质和膳食纤维的重要来源。谷类食物中的糖类是以淀粉的形式提供热量。中国以水稻和小麦为主要粮食，其他一些粗粮如玉米、小米、高粱等也是糖类的来源之一。水果也是提供糖类的丰富来源，但因其含水量较大，通常糖类的含量比谷物少。蔬菜也提供少量糖类，用作食物的蔬菜是植物的叶、茎、种子、豆荚、花、果实、块茎和块根，后两者含淀粉较多，相对来说含糖类较高。

对于老年人来说，其往往由于胰岛素的分泌减少、组织对胰岛素的敏感性下降及糖耐量降低而容易发生血糖增高，当糖类摄入过多时，易发生糖尿病及诱发糖源性高脂血症；另外，过多的糖类在体内还可转变为脂肪，引起肥胖、高脂血症等疾病。所以，老年人应该控制糖类的摄入量。但这也不代表糖类摄入量应该无限降低，甚至一点都不摄入。因为机体在没有摄入糖类的情况下，将大量分解脂肪和蛋白质产生热量，这会因脂肪代谢产物酮体的堆积引起酮症酸中毒，或因蛋白质大量分解造成机体抵抗力下降。

一般来讲，糖类的摄入以占全天总能量的比例来定量。老年人糖类摄入量以占总能量的50% ~ 65%为宜，其中添加糖不宜多于总能量的10%。中国营养学会制定的《中国居民膳食指南（2016）》建议一般成年人每日谷薯类的摄入量为250 ~ 400g。就目前我国情况来看，因为副食供应充足，所以主食摄入量并不是很高。老年男性300 ~ 400g，女性250 ~ 300g。但对任何人（患病者除外），一天糖类的摄入不能少于150g，更不能一点都不吃糖类。此外，老年人还应控制糖果、精制甜点的摄入量，可食用一些含果糖丰富的食物，如各种水果、蜂蜜等。

那么，该如何计算应该摄入多少糖类呢？我们知道每克糖类产能4kcal。可以应用以下公式进行计算（假设一个人摄入总能量为2000kcal）：

$$2000 \times 60\% \div 4 = 300g \text{糖类}$$

糖类的量又如何转换成具体食物呢？一般来说，每日摄入500g蔬菜、200g水果（含有少量糖类），一般按50g左右糖类来计算，还剩余250g糖类，这250g糖类大多由粮食提供。每100g粮食中含有大约75g的糖类，计算得到：

$$250g \div 75\% \approx 330g \text{粮食}$$

因此，这个人一天应摄入300g左右的主食。

很多人还发现老年人很容易出现低糖血症现象，那是因为老年人肝脏糖异生功能减退，肝糖原生成及储存量较少，一旦发生低糖血症则难以代偿，使低糖血症程度加重。同时，老年人对低糖血症耐受性差，且交感神经和肾上腺髓质反应性低下或缺如，低糖血症状态容易导致不同程度的脑细胞功能损害。而糖类作为主要功能物质，也就需要做到分布均衡。老年人在日常生活中应养成按时进餐、少量多餐的习惯，且每餐提供富含糖类的主食。主食以谷物为主，尽量不要全部选择易消化的糖类或含糖分较多的食物，这样的食物吸收快，一段时间后反而会导致血糖迅速下降，引起机体血糖降低。另外，主食可增加全谷物和杂豆，并适当增加水果、蔬菜、肉类、鱼类这些可缓慢吸收的食物，以保持血糖稳定。

第三节

脂类需求

脂类是存在于动植物组织中的主要脂类物质，是人体需要的重要营养素之一，俗称脂肪或油脂。脂类包括三酰甘油、磷脂和胆固醇，具有重要的生理功能：① 供给能量，人类合理膳食的总能量有25% 左右由脂肪提供；② 脂类，特别是磷脂和胆固醇,是所有生物膜的重要组成成分;③ 供给必需脂肪酸;④ 合成胆汁酸和类固醇激素;⑤ 提供脂溶性维生素并促进脂溶性维生素吸收;⑥ 增加食物美味等。可见,脂类是人体不可缺少的营养物质,因此对老年人同样重要。

适量的脂肪供给可改善菜肴味道,促进脂溶性维生素的吸收,供给机体必需脂肪酸,是人体不可缺少的营养素。但其作为高热能营养素,如果长期在全天总能量中比例过高会产生能量摄入过高,以至于过多的脂肪储存在体内形成肥胖。老年人因基础代谢下降、体力活动减少,更容易造成脂肪堆积,并会增加高脂血症、动脉粥样硬化、心脏病等疾病风险。此外,由于脂肪难消化,如果摄入过多,还会增加胃肠道负担,出现消化功能异常,对老年人的健康危害更大。所以,老年人应将脂肪摄入量控制在每日每千克体重1克以下,以占总能量的20% ~ 30%为宜,饱和脂肪酸不宜多于总能量的8%。此外,老年人还应特别注意脂类中必需脂肪酸、磷脂和胆固醇的适量摄入。除了各种食物中所含脂肪外,食用油的选择应尽量少用动物油脂,而食用豆油、葵花子油、花生油等。

一、必需脂肪酸

在脂肪酸中只有亚油酸和α-亚麻酸是人体不能合成的,而它们又是人体生理功能必需的,只能由食物供给,营养学上称这两种脂肪酸为"必需脂肪酸"。

亚油酸是合成前列腺素的前体物质。人体心、肝、肾、脾、神经系统、胸腺、虹膜、甲状腺等都含有前列腺素,全身许多细胞都利用亚油酸合成前列腺素,前列腺素对内分泌、生殖、消化、血液、呼吸、心血管、泌尿和神经系统均有作用。如果人体缺乏亚油酸会使各组织器官功能失调,出现肝、肾、神经系统疾病等。

α-亚麻酸在体内可以衍生为二十碳五烯酸(EPA)和二十二碳六烯酸(DHA),对老年人视力、脑功能及认知能力均有影响。因此,膳食中充足的必需脂肪酸对延缓衰老很重要。

在我们日常食用的脂肪中,大多数植物脂肪和植物油中含多不饱和脂肪酸较高,但可可黄油、棕榈油、椰子油等除外,而动物脂肪则含饱和脂肪酸较高。一般来说,植物油所含的必需脂肪酸比动物油高,动物油中的饱和脂肪酸多,脂肪熔点比较高,不易被人体吸收,其中含有的胆固醇又可引起动脉硬化和心脑血管疾病,因此老年人在控制脂肪摄入的同时,应限制饱和脂肪酸含量多的动物脂肪的摄入。

提示一 ▶▶

　　必需脂肪酸为多不饱和脂肪酸，虽然对人体健康有很多益处，但不可忽视的是易产生脂质过氧化反应，因而产生自由基和活性氧等物质，对细胞和组织可造成一定的损伤；另外，多不饱和脂肪酸摄入过多，还有抑制免疫功能的作用。因此，在考虑脂肪的摄入时还须考虑饱和脂肪酸、多不饱和脂肪酸和单不饱和脂肪酸三者间的适宜比例。

提示二 ▶▶

　　食物中必需脂肪酸主要存在于植物油中，不同的植物油所含亚油酸和α-亚麻酸的量差异较大，因此食用油脂以混合吃或换着吃为好；各种坚果富含必需脂肪酸，可以适量吃。

二、卵磷脂

　　卵磷脂属脂类，其结构中含有胆碱。卵磷脂是细胞膜的主要构成成分，对细胞正常代谢及生命过程具有决定性作用。它存在于每个细胞中，而更多地集中在脑和神经系统，为大脑和神经系统活动提供所需要的胆碱，对老年人改善大脑功能、提高记忆力具有很好的作用。人体如果缺乏胆碱可造成神经细胞凋亡和脑细胞萎缩。此外，卵磷脂还是很好的乳化剂，能与血液中多余的胆固醇结合，阻止胆固醇在血管壁上沉积并清除已经沉积在血管壁上的胆固醇，预防老年人发生脑动脉硬化。

提示 ▶▶

　　卵磷脂分布在多种食物中，如蛋黄、大豆、芝麻、山药、黑木耳、谷类、小鱼、动物肝、红花子油、玉米油、葵花子等，而以大豆、蛋黄、肝脏中含量最丰富。因为蛋黄中胆固醇较高，所以限制胆固醇的老年人可以多吃大豆及其制品。对于高胆固醇血症的老年人可以适当补充卵磷脂制品。

三、胆固醇

胆固醇是一种脂类物质，是人体不可缺少的、重要的组成成分。它是构成细胞膜，特别是神经细胞及内体制造许多具有重要生理功能物质的重要原料，如胆盐、多种激素及维生素D_3都是以胆固醇为原料合成的。胆固醇广泛分布于全身，脑、神经组织和肾上腺中含量特别丰富，肝脏、肾脏和表皮组织含量也相当高。胆固醇是体内不饱和脂肪酸的运输工具，没有胆固醇，细胞结构发生变化，很多生理功能不能正常发挥。胆固醇有助于血管壁的修复和完整，若血清胆固醇含量偏低，血管壁会变得脆弱，有可能引起脑出血。另外，有研究显示，胆固醇水平过低可能影响人的心理健康，老年痴呆及癌症发生的危险性增加。但是，过多摄入胆固醇，可引起血脂水平升高。因此，人体必须保持一定的胆固醇水平，这对于老年人预防痴呆、心血管疾病、癌症等疾病具有重要意义。

很多老年人血中胆固醇水平偏高，这是由于代谢不平衡，即分解代谢减慢所致，与摄入胆固醇多少基本无关，所以老年人不必"谈胆固醇而变色"。为了防止膳食胆固醇过多引起的不良影响，建议每天摄入的膳食胆固醇不宜超过300mg。如果是高脂血症者，则应严格限制，每天摄入量不应超过200mg。

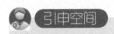 引申空间

你不了解的神奇脂肪酸——共轭亚油酸

共轭亚油酸（conjugated linoleic acid，CLA）是亚油酸的同分异构体之一，是一系列在碳9、11或10、12位具有双键的亚油酸的位置和几何异构体的总称。它是人和动物无法自主合成的一种必需脂肪酸，必须从食物中摄取。

1.共轭脂肪酸的发现

1978年，美国威斯康星大学营养研究所Pariza教授的研究组在研究烤碎牛肉中是否有致癌物质时，偶然从中发现了一种具有抗癌作用的成分。后来又经过近十年的研究，确定它是CLA。在此之后，世界上许多国家的科学家对其进行了大量的研究，又发现它具有降低动物和人体脂肪、增加肌肉、抗动脉粥样硬化、提高免疫力、提高骨骼密度、调节血糖、调节血压等多种重要生理功能，是一种极具应用价值的功能性脂类物质，对人体健康起到重要的作用。CLA作为一种新发现的营养素，目前在欧美作为膳食补充剂被广泛应用，在FDA（美国食品与药品管理局）备案，进入"一般公认安全"（Generally

Regarded As Safe，GRAS）的物质名单。其备案说明中指出，"CLA是一类天然存在的必需脂肪酸，在体内参与多种生物调节功能"。在美国国家体能协会主编的《运动营养指南》中，作为脂肪类膳食补充剂。在我国，2003年李光友、刘发义主编的《共轭亚油酸及其应用》对CLA进行较为系统的研究与论述，是国内对CLA进行专门论述的专著。

2.共轭亚油酸的生理功能

在CLA一系列生物调节功能中，调节脂肪代谢的功能尤其受到关注。CLA调节血脂抗动脉粥样硬化的机制尚不十分清楚，它可能对肝脏内脂质和脂蛋白的合成起抑制作用，促进胆固醇从粪便中排出；也可能扩张冠状动脉，减少血栓形成，延缓动脉粥样硬化的进程，减低冠心病的发病率；还有人认为，可能是通过影响前列腺素代谢、改善血小板及白细胞功能而起作用。多年来，世界各国的科学家就CLA对血脂的调节和抗动脉粥样硬化作用也进行了不少研究。

① 辅助降低胆固醇水平研究：在人体试验中，发现CLA具有降低胆固醇水平的作用。有研究发现，在受试人群中每天补充0.7 ～ 1.4g CLA，4周后，体脂肪含量、血清三酰甘油和血清总胆固醇都有下降。据2000年8月美国化学学会年会上发表的结果显示，2型糖尿病患者8周内每天饮食中补充6g CLA，可降低三酰甘油水平，改善胰岛素分泌水平。提示CLA可能具有预防2型糖尿病患者继发动脉粥样硬化的作用。

② 抗动脉粥样硬化功能：一部分试验发现，CLA可以降低动脉硬化风险。Smit等的研究中，在53岁左右人群中日常补充0.7 ～ 6.8g CLA，与一般人群相比可以使心肌梗死的发病风险降低。Eftekhari等的研究中，发现每天补充3g CLA，持续30天可以显著改善动脉粥样硬化患者血中C反应蛋白水平。

③ 血管内皮细胞保护作用：李光友等的研究显示，CLA可以刺激血管内皮细胞增殖和阻断饱和脂肪酸的细胞毒作用，具有抵抗饱和脂肪酸的血管内皮细胞脂毒作用。因此，降低饱和脂肪酸含量、增加不饱和脂肪酸的浓度，可能有助于改善和减少血管内皮细胞的损伤，对防治动脉粥样硬化等血管并发症有重要意义。

3.共轭亚油酸减少体重的作用

减少体内脂肪是CLA的重要作用之一，根据现有的资料，CLA降低脂肪可能有以下几种机制：① 增加脂肪分解代谢的速率，使人体从食物中摄取的脂肪更多地进入肌肉细胞而被氧化，变成能量而被利用；②提高脂肪细胞中脂类降解的速率，降低已经贮存在体内的脂肪，使脂肪细胞变小；③降低脂肪细胞的数量。

在2000年《美国营养学会期刊》发表了题为"Conjugated Linoleic Acid Reduces Body Fat Mass in Overweight and Obese Humans"的论文，开启CLA在人群中减肥研究的先河。在该研究中5组成人，其中4组每天分别补充1.7g、3.4g、5.1g、6.8g的CLA，剩下一组补充安慰剂，3个月后，每天补充3.4g CLA组的人群脂肪的减少和瘦体重的提高较其他组最为明显，3.4g也成为一个经典剂量。随后关于CLA的人群减脂试验项目纷至沓来，大多数的项目每天补充剂量0.7 ~ 6.8g，持续时间1 ~ 12个月。得到的结果归纳为：在健康人群和肥胖人群中都可以显著减少体脂肪，部分改善体成分，增加瘦体重；并且在肥胖人群中较少产生耐受作用，可以反复用于减少体脂肪；人群的安全性较高，在这些减肥研究中很少报道相关不良反应。因此，在欧美市场，CLA被运动人群作为膳食补充剂，用于调节体脂，减少体重。

4.共轭亚油酸的免疫调节作用

关于CLA免疫调节的基础研究较多，人群研究较少，机制主要通过诱导脂质过氧化对炎症因子进行调节。最近的临床研究表明，在风湿性关节炎患者中每天补充6g CLA，连续12周，可以减少促炎因子如肿瘤坏死因子（TNF）-α或核因子κB（NFκB）的产生，减少了克罗恩病的症状，提高生活质量。在这些类风湿关节炎患者中补充CLA和维生素E可以显著降低关节炎标志物，如瓜氨酸抗体（CCP-A）、基质金属蛋白酶3（MMP-3）和白细胞计数。抗肿瘤方面有一项关于芬兰妇女的研究，补充CLA后，患结肠癌与乳腺癌的风险降低，其进一步在对乳腺癌妇女的研究中每天补充7.5g CLA，10周后，与乳腺癌增殖高度相关的Spot 14因子显著降低，提示CLA可能通过免疫调节具有一定的抗肿瘤作用。

5.关于共轭亚油酸的摄入量

有关人群膳食CLA摄入的资料表明，正常人群CLA摄入量可能比先前的估计值0.5 ~ 1g/d低。大部分人远没有达到其生理作用所要求的最低摄入量。影响到CLA的膳食摄入因素很多，如从乳制品和肉中摄入的总脂肪含量，受到人的年龄、性别、生理状态等影响。瑞典的老年人CLA摄入量160mg/d；德国男性和女性CLA摄入量分别为430mg/d和350mg/d；加拿大年轻人CLA摄入量平均为94.9±40.6mg/d；美国男性和女性CLA总摄入量分别为212±14mg/d和151±14mg/d。根据动物实验，饮食中含有0.1g CLA/100g干物质能够显著降低肿瘤发生。因此，男性和女性CLA摄入量分别为620mg/d和441mg/d才能起到免疫调节的效果。Kristin建议膳食中CLA摄入量为400～600mg/d为宜。而中国人的饮食习惯，以植物性食物为主，从肉、奶中摄取的CLA非常有限，仅约为50mg/d（按250ml鲜奶+100g猪肉计算），是加拿大人摄入量的1/2，美国人摄入量的1/4，德国人摄入量的1/8，说明我国居民的CLA摄入量是不足的。因此，对于肥胖或脂代谢异常的人群，额外补充CLA或许有益。

第四节

蛋白质需求

蛋白质是生命的物质基础，其对人体的主要功能是作为原料供给人体，以增生新细胞和修补破损的细胞，维持体内生理活动和生理功能的调节。同时除此之外，它还具有很多特殊的生理功能。① 参与体内物质代谢的调节。食物的消化过程和细胞内的代谢过程，都由各种酶起催化作用，而酶就是由生物体细胞产生的蛋白质，此外，参与体内物质代谢的某些激素（如胰岛素）也是蛋白质。② 参与人体呼吸系统的运输。人体在生命过程中，需要从空气中吸入氧气，呼出二氧化碳，完成这一生理功能的，则是靠血液循环中的红血球内的血红蛋白，没有这一工具，人类便不能维持生命。③ 供给热能。蛋白质也是供给热能的营养素之一，每克蛋白质在体内可产生4.1kcal的热量，一般情况下蛋白质所产生的热量占总消耗热量的11%～13%。④ 具有防御功能。人体血浆中有一种抗体（主要是丙种球蛋白），它能保护机体免受细菌和病毒的侵害。

老年人作为一类特殊人群，其各种代谢水平已发生很大变化，如新陈代谢减慢、咀嚼能力下降、消化腺萎缩、胃肠动力迟缓、活动减少等，使得消化吸收能力下降，尤其是对蛋白质的代谢影响较大。蛋白质除了是三大产能物质之外，对维持正常代谢、维持机体免疫力、促进疾病恢复、保持肌肉功能也发挥着重要作用。在疾病或亚健康状态时，机体对蛋白质需要量会相对高些。对于老年人来说，由于人体衰老的过程中蛋白质代谢以分解为主，合成代谢逐渐缓慢，身体内的蛋白质逐渐被消耗，加上老年人胃肠道等器官生理功能下降，在消化、吸收和利用蛋白质上远远低于青壮年人，因此老年人的膳食必须要有数量充足，易于消化、吸收、利用的优质蛋白，才能保证机体的正常运转。若长期摄入蛋白质的质与量难以达到要求，其体内蛋白质每天的损失必然是持续的，就不可避免长期处于"负氮平衡"状态，所以老年人普遍存在蛋白质营养不良的状况。而老年人内脏器官蛋白质的合成代谢与更新就会受到影响，从而影响内脏功能。如果没有适当的蛋白质和氨基酸补充，人体的内脏器官就容易发生衰老。

但也不乏一些消化能力好的老人，每顿无肉不欢，造成蛋白质和脂肪摄入过多，引起肥胖、"三高"等代谢性疾病。过多的蛋白质还会造成肾脏负担，它在体内代谢所生成的尿酸、氨、酮体等累积过多，可导致衰老；而氨对机体有毒性，不仅会陡然增加肝脏负担，还会增加胃肠负荷，引起肝肾受累及消化不良等症状。所以，老年人进食蛋白质还是有讲究的，不仅要保证足够的蛋白质，而且应提供优质的蛋白质。

一、蛋白质的来源

考虑到老年人消化、代谢功能的改变，所以供给老年人的蛋白质，从食物选择来看，以大豆蛋白最为理想，其次是蛋类、乳类、鱼类及瘦肉类，后者应适量。充分利用我国的大豆及其制品能烹饪出各种美味佳肴，再适量搭配鱼、肉就可以获得充足的优质蛋白，满足机体需要。还要注意避免脂肪和胆固醇的摄入过多，预防心血管疾病的发生。另外，坚果也可提供蛋白质，每天一小把即可。

对于消化功能障碍又进食量少、长期蛋白质摄入不足的老年人，也可将蛋白粉作为辅助的蛋白质来源。

提示 ▶▶

如何才能保证老年人获得足够的优质蛋白呢？

① 吃足量的肉：鱼、虾、禽、猪牛羊肉等动物性食物中含有消化吸收率高的优质蛋白及多种微量营养素，对维持老年人肌肉合成十分重要。

② 天天喝奶：研究表明，牛奶中的乳清蛋白对促进肌肉合成、预防肌肉

衰减很有益处。同时牛奶中钙的吸收利用率也很高。建议老年人多喝低脂奶及其制品。乳糖不耐受的老年人可以考虑饮用低乳糖奶或食用酸奶。

③ 每天吃大豆及其豆制品：老年人每天应该进食一次大豆及其豆制品，增加蛋白质摄入量。

二、蛋白质的量

对于老年人来说，其摄入蛋白质所产生的热量应占总能量的15%左右。《中国居民膳食指南（2016版）》中指出，老年人群蛋白质每天的摄入量应达到1.0 ~ 1.2g/kg，以60kg的老人为例，则需要摄入60 ~ 72g的蛋白质，具体到食物上就是一个鸡蛋（约含7g蛋白质），一盒牛奶（240ml）7g，250g鱼肉或瘦肉，另外加上主食中提供的蛋白质，即可满足一天的需求。

提示 ▶▶

几种食物蛋白质的含量（g/100g可食部），可供计算参考。

谷类：7.5% ~ 15%；大豆：35% ~ 40%；鱼类：15% ~ 25%；畜肉：10% ~ 20%；禽肉：约20%；牛奶：3%；蛋类：约12.8%（每只鸡蛋约50克，蛋壳约占11%）。上述除谷类外，均为优质蛋白来源。

三、蛋白质的三餐分配

很多人为了方便，往往把一天所需的蛋白质在一顿吃完，如中午清蒸鱼，省的晚上热麻烦，一顿吃完；有时遇到自己喜欢吃的菜，没忍住吃多了晚上就控制饮食。这样往往会造成营养不均衡，不利于蛋白质的消化吸收，最好的蛋白质三餐安排就是每餐都少，每餐都有。

对于老年人来说，优质蛋白是健康长寿的基石。当然老年人除了要在饮食中补充充足的蛋白质外，还要保证总能量适宜和同时增加多种营养物质，只有达到营养均衡，才能保证老年人的身体健康。另外，有肝脏、肾脏损害的患者应在医生的指导下进食蛋白质。

第五节

矿物质需求

人体是一个整体，需要各种营养物质的参与，才能完成生命活动过程，缺一不可。人体中含有的各种元素，除了碳、氧、氢、氮等主要以有机物的形式存在以外，其余的60多种元素统称为矿物质，又名无机盐。根据在人体内的含量，矿物质分为宏量元素和微量元素。其中体内含量大于体重0.01%的矿物质称为宏量元素，包括钙、镁、钾、钠、磷、硫、氯7种元素。体内含量小于体重0.01%的矿物质称为微量元素，根据目前对微量元素的研究进展，有20余种元素被认为是构成人体组织、参与机体代谢、维持生理功能所必需的。其中，铁、铜、锌、硒、铬、碘、钴和钼被认为是必需微量元素；锰、硅、镍、硼、钒为可能必需微量元素；氟、铅、镉、汞、砷、锡、锂为具有潜在毒性，但低剂量可能具有功能作用的微量元素。

虽然矿物质在人体内的总量不及体重的5%，也不能提供能量，可是它们在体内不能自行合成，必须由外界环境供给，并且在人体组织的生理作用中发挥重要的功能。矿物质是构成机体组织的重要原料，如钙、磷、镁是构成骨骼、牙齿的主要原料。矿物质也是维持机体酸碱平衡和正常渗透压的必要条件。人体内有些特殊的生理物质如血液中的血红蛋白、甲状腺素等需要铁、碘的参与才能合成。在人体的新陈代谢过程中，每天都有一定数量的矿物质通过粪便、尿液、汗液、头发等途径排出体外，因此必须通过饮食予以补充。老年人由于胃肠功能及肝肾功能减弱，对矿物质的消化吸收功能也减弱，容易因某种矿物质元素摄入不足或缺乏而引起疾病。老年人容易出现缺乏的矿物质有如下几种。

一、钙

钙在人体中具有重要的生理功能，钙的吸收受食物因素和生理因素的限制。老年人较容易出现钙代谢的负平衡，缺钙现象比较严重，而绝经期女性由于内分泌功能的衰减缺钙现象更为明显。膳食钙不足与骨质疏松、骨折有密切关系，缺钙常成为自发性骨折的原因。此外，缺钙也与高血压的发生有一定关系。中国营养学会推荐老年人膳食钙的供给量标准为每天800mg，而我国老年人膳食钙的摄入量不到推荐量的50%，因此更应特别注意摄入含钙高的食物。奶类不仅钙含量高，而且钙与磷比例比较合适，还含有维生素D、乳糖、氨基酸等促进钙吸收的因子，吸收利用率高，是膳食优质钙的主要来源。除了奶类外，还可选择豆制品（豆腐、豆腐干等）、海产品（海带、虾等）、高钙低草酸蔬菜（芹菜、油菜、苜蓿等）、黑木耳、芝麻等天然含钙量高的食物。

二、铁

老年人对铁的吸收较差，循环系统较差，许多重要的器官血流量减少，血流速度也降低，血中红细胞含量减少，所以老年人患缺铁性贫血较为多见。因此，老年人应适量摄入吸收利用率高的富铁食品，如猪瘦肉、禽肉、动物肝脏、血等，或者增加铁强化食物和营养补充剂，对预防老年性贫血和加强血液循环系统功能至关重要。维生素C和B族维生素可有效促进铁的吸收利用，可适当补充。

三、锌

锌也是老年人容易缺乏的一种矿物质，但未被充分重视。锌积极参与细胞代谢，且与免疫、食欲有关。已发现血锌浓度随年龄增长而下降，提示老年人缺锌趋势，应予以重视。老年人缺锌常由于膳食中锌的供给量不足和吸收不良造成。食物中某些组成成分的干扰，如植酸摄入量过高和大量的食物纤维，也可降低锌的吸收。锌的需求量为每天2.2mg，但因锌的吸收率较低，故膳食供给量应达到每天12～15mg。牛肉、动物肝、禽肉、鱼肉及海产品，尤其是牡蛎的含锌量均高于植物性食物。而谷类制品中锌的可利用率低。素食者可多食用豆制品，以补充锌的不足。牛乳、水果、蔬菜的含锌量较低。

四、钾

老年人体内钾含量较低，所以应保证膳食中钾的供应量，每天3～5g。豆类、蔬菜富含钾且少钠，老年人宜多选用。

五、其他

硒、铬、氟等对老年人健康也十分重要。硒具有强的抗氧化作用和抗衰老、抗肿瘤作用。铬可防治糖尿病和动脉粥样硬化。氟对预防骨质疏松、保护牙齿健康具有一定意义。因此，对于老年人来说，适当补充矿物质有益于健康。

除了老年人容易出现缺乏的矿物质，还有一种矿物质是很容易摄入过量的，那就是钠。食盐（氯化钠）是我们最常用的调味品，也是人体细胞外液的主要离子成分，显然十分重要。很多老年人食盐消耗量多在每天15g左右。过多的食盐摄入量徒然增加肾脏的负荷，且诱发某些有遗传素质的人引起血压升高，被称为"盐诱发性高血压"。因此，建议每人每天的食盐（包括含盐的食物和调味品中的食盐）摄入量以控制在5～6g为宜。市场上有称为"保健盐"的，乃是以部分钾盐和镁盐等代替氯化钠的食盐，用于减少膳食的钠量和补充钾和镁，有益于离子平衡。

对于老年人来说，矿物质不可或缺，但也不一定"多多益善"。矿物质如果摄取过多，就容易引起过剩症及中毒，所以一定要在医生和营养师的专业指导下，有针对性地对矿物质进行适量补充，才能更好地维护老年人健康。

第六节
维生素需求

维生素，顾名思义是维持人体正常生理功能的必需要素。它们是一类小分子有机化合物，在人体内不能合成或合成的数量不能满足人体的需要，必须从食物中获得。虽然人体对维生素的需求量很小，但是其对于人体的生理功能却具有非常重要的作用。维生素可分为脂溶性维生素和水溶性维生素两大类，前者有维生素A、维生素D、维生素E和维生素K，它们不溶于水而溶于脂肪及有机溶剂，后者主要包括B族维生素和维生素C。

随着老年人年龄的增长，人体细胞质和细胞核的潜能降低，机体老化的一些表现与维生素缺乏近似，如上皮组织干燥、增生，过度角化，机体代谢和氧化过程减弱等，老年人由于牙齿的脱落和损坏，对食物咀嚼不好，胃肠道消化能力减退，加上摄入新鲜蔬菜和水果的量有限，烹饪过烂等造成维生素损失太多，因此容易出现维生素缺乏症状，需要及时补充足量的维生素。那么，老年人容易出现缺乏的维生素有哪些？

一、维生素A

维生素A被称为"明眸皓齿的维生素"，它的主要生理功能与维持正常视觉有关。此外，其与维持上皮细胞健康、促进细胞免疫功能、维护骨骼健康等相关。当维生素A严重缺乏时可引起皮肤粗糙、夜盲症、抵抗力下降、骨质疏松等。2002年的全国营养调查结果显示：我国80%以上的居民维生素A摄入量没有达到推荐量标准，幼儿、育龄妇女和老年人的缺乏情况更加严重。老年人每天需要摄入700 ～ 800μg RE（微克视黄醇当量）维生素A才可以满足身体的需要。维生素A虽然只存在于动物性食物中，但植物性食物含有的β–胡萝卜素能够在体内变成维生素A。维生素A最丰富的来源是动物肝脏和蛋黄，尤其是羊肝、牛肝和鸡肝，每100克中维生素A的含量高达10000 ～ 20000μg RE，故推荐每月可吃一次动物肝脏。β–胡萝卜素来源丰富，富含于黄色、橙色和深绿色的蔬菜和水果中，如西蓝花、胡萝卜、甘蓝、菠菜、芹菜叶、豌豆苗、枸杞子、辣椒、南瓜、红薯、芒果、橘子等。水果中的β–胡萝卜素比蔬菜中的利用率要高。老年人还可选用维生素A强化植物油进行补充。但需要注意的是，维生素A是脂溶性维生素，过量服用会中毒，因此须在专业人员指导下进行补充。

二、维生素D

近期研究表明，维生素D缺乏已成为老年人主要健康问题之一。老年人维生素D缺乏的发生率可高达30% ～ 80%。维生素D可以通过日晒、食物、补充剂获得。人体的维生素D主要来自于日晒，最好多户外活动，晒晒太阳，不仅可以有效促进维生素D的生成，还可以避免钙质流失，防止骨质疏松。这种方式不仅安全而且有效果，一般晒太阳的时间也不要过长，每天只需要30分钟以上的户外活动即可达到目的。饮食方面能够补充维生素D的食物比较少，主要是蛋黄和一些动物肝脏，可适当补充。对于老年人来说，由于行走不便等导致户外活动时间不够，尤其是寒冷地区或冬季，使得通过日晒和食物难以达到维生素D的推荐量，可以考虑服用一些维生素D的补充剂，有效延缓骨质疏松的发展。

三、维生素B$_{12}$

很多人都会出现维生素B$_{12}$的缺乏，尤其是老年人。缺乏维生素B$_{12}$对神经系统的损害比较广泛，具有很大的危害性。维生素B$_{12}$的化学结构比较复杂，人体自身是不能合成的，它的来源主要依靠食物来供应。由于老年人的肠胃功能减退，或者是萎缩性胃炎所引起的胃酸缺乏，都会导致维生素B$_{12}$不能从食物蛋白中分离出来，所以可以被吸收的游离维生素B$_{12}$就会减少。此外，老年人喜欢吃素食，植物性食物中维生素B$_{12}$含量较低，所以老年人更容易出现维生素B$_{12}$缺乏的现象。随着社会老龄化程度的加重，存在维生素B$_{12}$缺乏的老年人也越来越多。如果人体缺乏维生素B$_{12}$，就会导致神经功能的损伤，就会出现精神抑郁，睡眠质量不好或者是记忆力下降等现象，还会加速老年人的智力退化，如严重的话甚至会出现神经受损、贫血和老年痴呆及精神抑郁等疾病。

维生素B$_{12}$主要来源于动物性食物，如动物的肝脏、鱼类、蛋类、乳类等。对于植物性食物来说，一般都不含有维生素B$_{12}$，但是一些豆制发酵食品和泡菜含有一些。维生素B$_{12}$的摄入量每人每天需要2.4μg左右，牛肉、羊肉、猪肝里面的维生素B$_{12}$含量比较高，对于那些纯素食或者是吃素食比较多的老年人来说，可以在医生的指导下通过维生素B$_{12}$的强化食品和营养补充剂来补充。

四、维生素C

抗凝血和保护血管是维生素C的重要功能之一。秋冬季节，人体易形成的维生素C水平低下状态，是诱发疾病而致死亡的原因之一。维生素C又是一种很强的抗氧化剂，它参与机体的重要氧化还原过程，是人体新陈代谢不可缺少的，而且还具有较强的抗感染作用。秋冬季节，当老年人缺乏维生素C时容易发生呼吸道感染，而这类感染可促进血液凝集，导致心肌梗死或脑中风发生。所以，老年人在秋冬季节，应多吃富含维生素C的食物，如鲜枣、柑橘、柚子及绿叶蔬菜。同时，适当多吃点蛋白质较高的食物，如豆类、猪瘦肉、鲜鱼、蛋类及牛奶等，这既能增加热量，又可增强体质，提高免疫能力。此外，老年人（尤其是女性）常出现贫血，在补充铁剂改善贫血时，适当配合维生素C服用，可促进铁质吸收。

五、其他

维生素E有抗脂质氧化的作用，能遏制脂褐质（老年斑）过早出现，是一种良好的抗衰老剂。维生素B_6、维生素B_{12}、叶酸能使机体中氨基酸代谢恢复到正常水平，可延缓衰老过程。所以，对于老年人来说充足的维生素至关重要。

维生素为维持机体正常代谢和身体健康必不可少的成分，缺乏时可导致代谢障碍，而引致多种疾病。因此，老年人更应注重均衡地摄入各种维生素以满足身体的需求，保持健康的体质。在选择维生素营养补充剂时，可选择复合型维生素，这是各种维生素按照一定剂量比例合成的复合剂型，以帮助中老年人更全面地补充各种营养物质。但是，切不可盲目补充维生素，应在专业人员指导下进行适量补充。

第七节

膳食纤维需求

膳食纤维是一种多糖，它既不能被胃肠道消化吸收，也不能产生能量。因此，曾一度被认为是一种"无营养物质"而长期得不到足够的重视。然而，随着营养学和相关科学的深入研究，人们逐渐发现了膳食纤维具有相当重要的生理作用，以至于在膳食构成越来越精细的今天，膳食纤维更成为学术界和普通百姓关注的物质，并被营养学界补充认定为"第七类营养素"。

膳食纤维可分为可溶性与不可溶性两种。可溶性膳食纤维可在水中溶解，吸水会膨胀，并且可以被大肠中微生物酵解，易形成溶胶或凝胶，能吸附胆酸、胆固醇及有害物质，还能清除自由基。此外，其还有益生元的作用，能降血糖、降血脂。这种纤维素在一些常见的食物如大麦、豆类、胡萝卜、柑橘、亚麻、燕麦和燕麦糠等中含量丰富。不溶性膳食纤维不能溶于水，主要对食物在肠胃运行和停留的时间、排便过程等有很大的影响。纤维素、半纤维素和木质素是3种常见的不溶性膳食纤维，主要存在于植物表皮质和未加工的麸质、全麦、谷物、豆类、根茎类、果皮等食物中。

膳食纤维对于老年人具有特殊的重要作用。因为老年人消化系统功能减弱，肠胃蠕动缓慢，故随老年人年龄的增长，便秘的发病率增高。适量的膳食纤维可刺激肠蠕动，有效防治老年性便秘。同时，膳食纤维还有防治高脂血症、结肠癌及降血糖等功效。因此，老年人的膳食要注意摄入足够的膳食纤维。

过多的膳食纤维将影响维生素和矿物质的吸收，因此中国营养学会推荐每天总摄入在25～30g为宜。每天从膳食中可摄入8～10g膳食纤维（在摄入500g蔬菜、250g水果的情况下），这样老年人每天需补充的膳食纤维为15～20g为宜。

谷类（特别是粗粮）、豆类及蔬菜、薯类、水果等均是膳食纤维的良好来源。植物成熟度越高其纤维素含量也就越高，谷类加工越精细所含纤维素就越少。一般来说，谷类食物中的麦麸、米糠含量最高，标米、标粉、燕麦片、嫩玉米及豆类等含量较高；蔬菜中的芹菜、韭菜、竹笋、芦笋、萝卜、鲜豆荚及圆白菜等，水果中的柑橘、草莓、橙子、柚子和柿子等含量也较高，菌藻类如木耳、银耳、紫菜、海带、琼脂及海藻等，坚果中的花生、核桃等含量较高。老年人可由全谷类、全麦面包及新鲜蔬菜、水果的摄取来增加饮食中的纤维量。此外，人们经常食用的豆腐，在经肠胃消化酶作用后，也可产生很多的膳食纤维。因此并非质地粗糙的食物才含高膳食纤维。

提示 ▶▶

老年人在日常生活中增加膳食纤维摄入量的小窍门

早餐吃小米粥、燕麦粥、八宝粥、绿豆粥等；牛奶中不妨加入全谷脆片或早餐麦片；白米中放一把糙米、燕麦、红小豆、绿豆等（适宜比例为全谷物1/3）来烹制米饭；制作面包、饼干、馒头、水饺等食物时，尽可能采用全麦来制作；黄豆、绿豆、红豆、黑豆、豆干、豆腐等豆类及其加工品，都含有丰富的膳食纤维，可多加利用在三餐菜肴及点心中；最好选用果肉、果皮都可以食用的水果，如苹果、梨、草莓、桑葚、杏、桃子、李子、葡萄等新鲜水果，或是杏脯、无花果、葡萄干等不添加糖或盐的脱水水果；花生、葵花子、巴西胡桃、大胡桃等核果及种子，是纤维含量高的食品。

增加膳食纤维，除了摄入富含纤维的食物外，还应该注意食物制作的方法。捣泥、捣碎、磨粉等加工方式，会破坏食物纤维。加热并不影响食物的纤维含量，油炸、煎或蒸的烹调过程会少量增加食物中的纤维量。

当然，任何东西过度使用都会产生负面影响。如果人们日常生活中过度食用含有膳食纤维的食物也会产生许多不良的影响，如出现腹泻、腹胀、腹痛甚至引起严重的肠道堵塞等问题，并且会影响矿物质、脂溶性维生素的吸收，因此对于老年人来说一定要注意膳食纤维的用量，并有选择地多摄入可溶性膳食纤维。

提示 ▶▶

　　肠胃功能较弱的老年人，膳食纤维吃得过多会促进肠蠕动，进而延长消化吸收的时间，加重肠胃负担，导致食物难以被完全消化、吸收，还会降低其他营养素的利用率，导致营养不良，并引起免疫力下降，健康将受到威胁。值得注意的是，膳食纤维的利便作用多适用于迟缓性便秘者，而其他原因所致的便秘者多吃粗纤维食物反而会事与愿违，加重便秘症状。

第八节

水分需求

　　水是人体内含量最多的一种组织成分。成人体重的50% ~ 70%是水。水是维持人体健康不可缺少的物质。如果人体内水分丧失20%，就无法维持生命，很快死亡。水是体内一切代谢反应的物质基础。营养物质的消化、吸收、代谢、利用、输送及排泄都要有水参与，还有血液循环、呼吸活动更需要有水，调节体温、湿润皮肤和呼吸道、关节、体腔的润滑无不与水有关。老年人因为脏器功能下降，体液要较青壮年时减少15%左右。如果不经常喝水，容易诱发多种疾病。

　　很多老年人不注意喝水，一方面因为随着年龄的增大，尿浓缩功能逐渐减退，造成小便次数增多，所以为了减少排尿次数而少喝水；另一方面因为老年人口渴中枢反应慢，当感到口渴时体内已经缺水了。身体失水后，机体代谢产物不能及时排出，血黏度增高，有害物质在体内积聚，对身体会造成很大的危害。随着年龄增长，老年人对缺水的耐受性也会逐渐下降，故老年人要经常主动饮水，不要等到口渴才喝水，这样可以帮助老年人避免出现更多的健康隐患。

　　① 避免消化不良：老年人体内缺水，胃液、唾液、胆汁、胰液等消化液分泌不足，这样不仅影响食物消化吸收，同时还会妨碍食物养分的分解和吸收。只有科学饮水才能健胃消食。

　　② 防治便秘：老年性便秘的原因虽然很多，但多与其饮水不足有密切关系。

多饮水、常饮水就可以在一定程度上防止便秘或缓解便秘程度。

③ 有效止咳排痰：患有呼吸道疾病的老年人，痰往往不易咳出，除了咳力不足外还与痰稠度有关。痰过于黏稠，黏附在气管或支气管壁上时就不易咳出。补充水分后将痰稀释易于排出。

④ 保护肾功能：体液充足可降低体内代谢产物的浓度，减少肾损害。尤为重要的是，老年人若经常补水，可避免尿中钙浓度过高，可以预防肾结石。此外，一旦出现泌尿系统感染，如补水及时可起到"内洗涤"的作用。

可见，老年人及时补充水分的益处多多，一般来说，老年人每天的饮水量应不低于1200mL，以1500 ~ 1700mL为宜。那么，老年人应该如何做到主动足量饮水呢？

① 主动少量多次饮水：从身体反应来看，因为代谢减缓，老年人需求的水分没有年轻人那么多，但也不能让身体处于无感觉的缺水状态。所以，对于老年人，应该定时定量多次饮水，只是每次不用喝得太多，即每次50 ~ 100mL即可。一来可以随时补充水分，二来防止过多过猛地喝，造成胃下垂。

② 晨起饮水：在经过一夜的睡眠之后，由于新陈代谢的作用，通过呼吸和体表蒸发，身体又会丧失大量的水分，就会使身体的脱水现象更加严重。这就会导致血液黏稠度上升，流动缓慢，很容易造成血管的堵塞，形成血栓和粥样硬化，从而引发心脑血管疾病。有调查显示，早晨7:00左右刚刚起床的时候，是心脑血管疾病的"高发期"，也是老年人一天中最危险的时期。而起床后喝一杯水，就能够相当有效地稀释血液，降低血液黏度，促进血液的循环，防止心脑血管疾病的发生。另外，清晨饮水后能通过排泄大小便将废物排出体外，避免对身体造成毒害。

③ 睡前和夜间饮水：老年人晚间睡前不饮水，可导致血浆浓缩、血液黏稠度升高和血小板凝聚能力亢进，从而可促进体内血栓形成。对老年人或患心脑血管缺血性疾病的人，睡前1 ~ 2小时和夜间喝1杯水，可以预防缺血性脑卒中和致死性梗死的发生。

④ 不要等到口渴才喝水：老年人喝水较少，大脑对口渴的反应也较为迟钝。有专家指出，年纪偏大的人群经常会出现身体脱水的现象，有部分原因在于老人对于口渴的感觉可能已经十分迟钝了。因此，老年人千万不能等到口干再喝水，最好注意一下平时的生活作息，安排好喝水的时间，定时定量喝水才有益老年人的身体健康。

⑤ 饮水首选白开水：老年人应该饮用含有一定硬度、含有天然均衡矿物质、pH值偏碱性的饮用水，这样才更有益于健康。根据个人情况，也可选择饮用淡茶

水，茶水中含有的抗氧化物质茶多酚也可预防包括癌症在内的许多慢性疾病。但并不建议喝浓茶。

此外，老年人还可选择多吃一些汤羹等食品，既易消化，又可补充水分。对于患有高血压、冠心病、脑血管硬化等疾病的老年人，建议最好在床头放一杯水，每次上完厕所后及时适量补充水分来降低血液黏稠度。

总之，老年人补充水分的关键就在于主动少量多次饮水，要坚持做到不渴也喝点水。但是，也不可大量饮水，每天应控制在2000mL以下，以免饮水过多，增加心、肾负担，对健康产生危害。

第九节

影响营养素代谢的因素

老年人是一个特殊的人群，关注他们有生之年的健康，特别是他们的营养，将有助于他们度过圆满和有益的一生，并使他们成为家庭和社会的宝贵财富。

影响老年人营养素代谢的因素有多种，这些因素主要为以下几方面。

一、老年人机体代谢的改变

因为这一变化，使其在营养上具有其特殊性，例如：① 消化系统老化。包括牙齿的丢失，唾液分泌减少，使咀嚼功能降低；胃液分泌减少和消化能力的衰退；肠道运转与消化、吸收能力下降，排便能力下降等。② 性激素水平下降。无论男女，由于性激素水平的下降，可引起机体代谢的改变。在各种条件下，可以不同程度地导致机体营养素的负平衡，如蛋白质的合成减少，造成负氮平衡，并因此加重了器官的衰老。女性更容易出现负钙平衡而出现骨质问题等。由于食物总量的摄入逐渐相对减少，微量营养素也容易缺乏，而这种缺乏不会使人有饥饿感，故又称"隐蔽的饥饿"，容易被人忽视，并造成恶性循环。③ 基础代谢下降。激素代谢可能发生变化并引起基础代谢的下降，或因为消化系统消化与吸收能力的影响以致体重降低，或因为代谢率下降，引起体重升高，总的倾向是容易发生肌肉或瘦体组织减少，脂肪组织增加。另外，也有因为限食或吸收能力下降，引起消瘦和免疫力降低等。

二、生活方式的改变

① 饮食习惯改变：对于高龄老年人和身体虚弱及体重出现明显下降的老年人，其饮食摄入量可能有限，造成营养素摄入有限或代谢变化。另外，对于高龄和咀嚼能力严重下降的老年人，其食物的选择和加工也会出现变化，使得营养素的摄入和代谢发生变化。但应最大限度地保留食物的营养，这对老年人改进营养状况是非常重要的，如粮食不宜过于精细，烹饪温度不宜过高等。

② 体力活动：运动能促进机体的肌肉性质、心肺功能和代谢功能，对于老年人患慢性疾病的危险因子具有改善的效果，并有效动员三大供能营养素代谢，改善机体功能。此外，适当多做户外活动，在增加身体活动量、维持健康体重的同时，还可接受紫外线照射，有利于体内维生素D的合成，预防或推迟骨质疏松症的发生。

③ 饮酒：有一部分老年人把酒当成膳食的一个重要部分，因为饮酒，在食物的选择上过于简单，从而导致食物与营养素摄入和代谢的不均衡。此外，长期大量摄入酒精，会增加肝脏负担并损伤消化道黏膜，一旦肝功能下降，营养素代谢将发生异常。老年人应避免长期过量饮酒，且切忌烈性酒。

三、疾病状态

随着年龄的增长，老年人会存在不同程度和不同类型的慢性疾病，或疾病的过往史。在这种疾病状态下，可使患者不能进食，若不及时补充营养素，尤其是葡萄糖，会造成体内一种饥饿状态。饥饿时，体内物质代谢必定发生变化，且随时间的延长而逐渐改变，这可从其血糖水平的变化看出一梗概。如糖尿病，在老年人中较为常见，因为膳食热量受控制后，很多营养素受限而摄入减少，再加上疾病消耗增加营养素代谢，而导致维生素和微量元素的进一步缺乏。因此对于患有慢性疾病的老年人，更应该注重营养素的补充。

老年人疾病状态下的药物服用也会干扰营养素的吸收及代谢，两者有着非常密切的关系。药物在人体内可通过抑制食欲、消化道反应等影响营养素的吸收、转运、储存和排泄，最终可影响机体的营养状态。而营养状态及营养素的摄入量又可通过改变药物的吸收、代谢和排泄而影响药物对机体疾病的治疗作用。因此，老年人处于药物治疗过程中时，一定要注意观察药物对营养素的影响，采取措施减少不利影响，以便维持老年人良好的营养状况，促进其疾病康复。

四、其他问题

① 退休离岗的影响：退休离岗后体力活动减少，可引起一系列的改变，如饮食规律、消化吸收的改变；因为离开岗位，收入降低，因而降低了购买力，影响生活质量，难以保障合理营养供给；因为离开岗位而引起的心理改变，或因丧偶而独居，最终影响食欲或导致生活简单化等。

② 空巢的影响：现代的家庭成员组成越来越少，子女离开而老人独居，致使独居的老年人在食物选择、烹饪加工及摄取食物等方面缺乏兴趣，因而干扰正常的摄入食物过程与摄食心态。

以上诸多问题是关系到老年人营养素代谢的主要因素，可能不会同时存在于一个人身上，但都会对老年人营养和健康状态产生潜移默化的影响，需要重视。

总之，人体衰老是生命过程中的自然规律，一进入老年期，人体的各种生理功能逐渐衰退，出现皮肤松弛、耳聋眼花、抵抗力下降等，这是生命的必然过程。但年老体衰并不意味着老年人的营养需求减低，相反，老年人的合理膳食更为重要。在符合老年人生理特点的基础上注重平衡膳食、营养补充，有助于老年人的健康，在预防疾病、增强免疫、延缓衰老的过程中都起着重要作用。

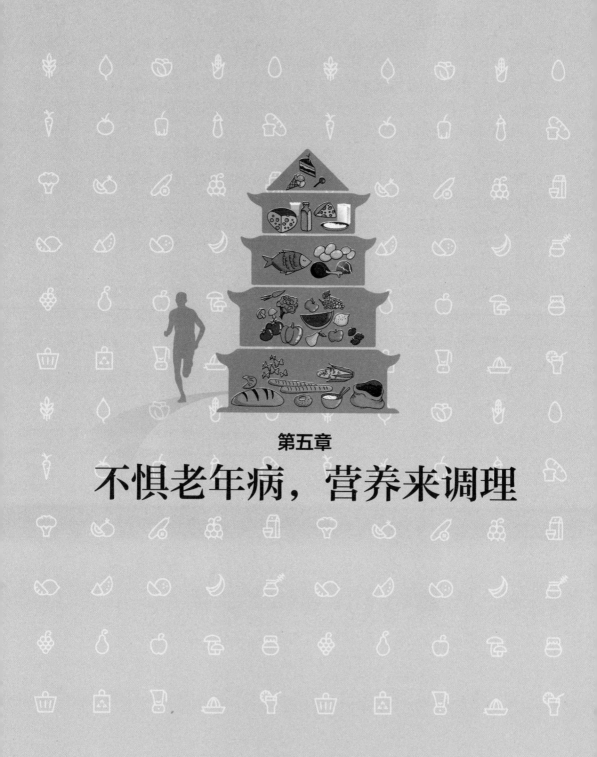

第五章

不惧老年病，营养来调理

第一节

慢性肺疾病的营养调理

慢性肺疾病包括慢性支气管炎、支气管哮喘、慢性阻塞性肺气肿等疾病，是由肺内小气道病变引起的，以呼气性呼吸困难为特征的一组肺疾病的统称。

一、慢性支气管炎

1.基础知识

慢性支气管炎是由致炎因子引起的累及气管、支气管黏膜及其周围组织的慢性非特异性炎症。冬、春季易发病。反复咳嗽、咳痰或伴喘息，每年持续三个月，连续两年以上。中老年男性多见，有"老慢支"之称。并发症有：肺气肿、支气管扩张、慢性肺源性心脏病等。

本病的病因尚不完全清楚，可能是多种环境因素与机体自身因素长期相互作用的结果。吸烟为最重要的环境发病因素，吸烟者慢性支气管炎的患病率比不吸烟者高2-8倍。每天吸烟20支，患慢性支气管炎危险性为不吸烟者的10倍。其次，接触职业粉尘及化学物质，如烟雾、工业废气及室内空气污染等均可能促进慢性支气管炎发病。另外空气污染、免疫功能紊乱、气道高反应性、年龄增大等均与慢性支气管炎的发生发展有关。

2.临床表现及危害

缓慢起病，病程长，反复急性发作而病情加重。主要症状为咳嗽、咳痰，或伴有喘息。急性加重系指咳嗽、咳痰、喘息等症状突然加重。急性加重的主要原因是呼吸道感染，病原体可以是病毒、细菌、支原体和衣原体等。

（1）咳嗽

一般晨间咳嗽为主，睡眠时有阵咳或排痰。

（2）咳痰

一般为白色黏液或泡沫性浆液，偶可带血。清晨排痰较多，起床后或体位变动可刺激排痰。

（3）喘息或气急

喘息明显者常称为喘息性支气管炎，部分可能伴发支气管哮喘。若伴肺气肿时可表现为劳动或活动后气急。

部分患者可发展成慢性阻塞性肺疾病甚至肺心病。

3.饮食治疗与营养干预

饮食治疗总的原则：食物清淡细软，少量多餐半流食，保证足够的能量和优质蛋白摄入，注意补充维生素、矿物质和水分。

（1）能量与蛋白质

体重正常者给予平衡饮食，体重低于正常者，应供给高能量和高蛋白饮食，以促进受损支气管组织修复，增强呼吸系统抵抗力。慢性支气管炎病程长，反复发作，蛋白质消耗增多。蛋白质不足会影响受损的支气管黏膜的修复、体内抗体和免疫细胞的形成及机体的新陈代谢活动。膈肌变薄对呼吸功能影响极大。蛋白质供给量为每日每千克体重1.2 ~ 1.5g，并以动物蛋白和大豆蛋白等优质蛋白为主。

（2）限用奶制品

奶制品易使痰液黏稠，使感染加重，应尽量避免食用。同时，每天可补充1000mg钙，相当于服用2500mg碳酸钙。

（3）补充维生素

维生素A和C能增强支气管黏膜上皮细胞的防御能力，有利于支气管黏膜修复，维持正常的支气管黏膜分泌和纤毛活动。如果存在维生素A和维生素C缺乏，可使得支气管黏膜上皮细胞防御能力降低，黏膜分泌受抑制，支气管纤毛活动减弱，故易导致感染加重。每天应供给100mg维生素C和1500μg维生素A，即可满足需要。有研究证明，补充维生素D可以有效降低慢性支气管炎的患病风险，可以适量补充维生素D。

（4）摄入充足水分

大量饮水有利于痰液稀释，并能保持气道通畅。每天饮水量应在2000mL以上。

（5）饮食制度与调配

患者常因机体缺氧而至食欲减退，故应少量多餐，每天可进餐6次。若呼吸困难影响咀嚼，则应供给软食，以便咀嚼和吞咽食物。

二、支气管哮喘

1.基础知识

支气管哮喘是以支气管可逆性、反复发作性痉挛为特征的慢性阻塞性疾病。引起支气管哮喘的过敏原有花粉、尘埃、毛屑、真菌、药物、食品等。属于嗜酸粒细胞、肥大细胞和T淋巴细胞等多种炎细胞参与的气道慢性炎症。气道高反应性，一旦接触过敏原，免疫复合物特异性地作用于支气管，肥大细胞释放多种炎症介质，引起支气管发生炎性反应和支气管平滑肌痉挛。

2.临床表现及危害

典型症状为反复发作性伴有哮鸣音的呼气性呼吸困难。症状可在数分钟内发生，并持续数小时至数天，可经平喘药物治疗后缓解或自行缓解。夜间及凌晨发作或加重是哮喘的重要临床特征。哮喘急性发作时其程度轻重不一，病情加重可在数小时或数天内出现，偶尔可在数分钟内即危及生命。慢性哮喘即使在缓解期（非发作期），亦可能长期存在不同程度的临床表现和肺功能损害，并有不同程度的发作。危重患者可出现嗜睡、意识模糊、不能讲话、哮鸣音减弱或消失、心率大于120次/分或变慢或不规则。

3.饮食治疗与营养干预

饮食治疗原则：在使用解痉止喘药物的同时，应注意饮食营养治疗。其目的是首先找出引起哮喘的致敏食物，加以排除，不用可能有交叉过敏反应的同属食物，以消除症状，恢复患者正常的胃肠道消化和吸收功能。

营养干预措施如下所述。

哮喘常和食物过敏有关。特别是高蛋白食物易引起变态反应。常见的过敏物有牛奶、鸡蛋、面粉、谷物、巧克力、柑橘、核桃、海鲜等。通常煮的食物比新鲜食物引起哮喘的机会要少。饮食食谱需在普通半流质饮食基础上改进。选择不引起过敏反应的优质蛋白食物，如肉类、蛋类、豆制品等，避免奶制品，注意补充矿物质、维生素，液体供给量要充足。戒烟忌酒。

生热营养素的比例建议如下。每天能量供给不低于30kcal/kg（以体重计）。因此应在饮食中适当应用优质蛋白维持平衡，可将蛋白质供能占15%～20%。高

脂饮食可减少 CO_2 生成，在哮喘急性发作期脂肪的供能比可达30%，甚至更高。

保证营养供给。应该加强营养治疗，提高患者机体免疫功能，应同时补充各种营养素，包括矿物质和微量元素及维生素等。

三、慢性阻塞性肺疾病

1. 基础知识

慢性阻塞性肺疾病（COPD）简称慢阻肺，是以持续气流受阻为特征的可以预防和治疗的疾病，其气流受阻多呈进行性发展，与气道和肺组织对香烟烟雾等有害气体或有害颗粒的异常慢性炎症反应有关。

慢阻肺是呼吸系统疾病中的常见病和多发病，患病率和病死率均居高不下。因肺功能进行性减退，严重影响患者的劳动能力和生活质量。慢阻肺造成了巨大社会和经济负担，根据世界银行/世界卫生组织发表的研究，预计至2020年时慢阻肺将占世界疾病经济负担的第五位。

2. 临床表现及危害

起病缓慢，病程较长。主要症状如下。

（1）慢性咳嗽

随病程发展可终身不愈。常晨间咳嗽明显，夜间有阵咳或排痰。

（2）咳痰

一般为白色黏液或浆液性泡沫性痰，偶可带血丝，清晨排痰较多。急性发作期痰量增多，可有脓性感染。

（3）气短或呼吸困难

早期在较剧烈活动时出现，后逐渐加重，以致在日常活动甚至休息时也感到气短，是慢阻肺的标志性症状。

（4）喘息和胸闷

部分患者特别是重度患者急性加重时出现喘息。

（5）其他

晚期患者有体重下降，食欲减退等。

慢阻肺可出现慢性呼吸衰竭、自发性气胸、慢性肺源性心脏病等并发症。

3.饮食治疗与营养干预

饮食治疗原则：体重正常的患者要平衡饮食，以增加呼吸道的抵抗能力；体重低于正常值的患者，需要供给高热能、高蛋白饮食，以利于受损伤的支气管组织的修复。患者通常因消化道细胞缺氧而造成食欲减退，应采用少量多餐的方式。饮食治疗的目的是供给足够的热能、蛋白质及富含维生素的食物，以增强患者机体的免疫力。

营养干预措施如下。

① 能量供给按30 ~ 35kcal/（kg·d）。症状较轻时，每日的总能量2000kcal；中度时适当降低能量为1600 ~ 2000kcal；重度时要限制总能量为1000 ~ 1200kcal。热氮比控制在150 : 1左右，需要限制液体入量时宜采用高能量密度（1.5 ~ 2.0kcal/mL）营养制剂。

② 蛋白质的供给量为1 ~ 1.5g/（kg·d）。

③ 高脂肪低糖的营养配方可减少二氧化碳生成，脂肪供能比35% ~ 50%，并可采用含中链脂肪酸配方。

④ 糖供能比为40%–50%。

⑤ 少量多次进食，每餐不宜过饱，饱食可令胃容积增加，膈肌上抬，肺的舒张受限，呼吸负担加重。故COPD患者宜每日进餐4 ~ 5餐，每餐间隔2 ~ 3小时。

⑥ 食物选择不宜过于素淡。动物性食物富含脂肪和蛋白质，谷薯类食物富含糖类，为了适当降低糖类的供能比（40%–55%），减少CO_2的生成，降低肺功能负荷，应限制谷薯类食物的比例，如米、面、糕点、甜食、粉条、粉丝、白薯等，保证肉、蛋、奶等动物性食材的摄入。

⑦ 食物脂肪的选择。COPD膳食是一种高脂膳食，脂肪供能比例较均衡膳食要高，故需重视食物脂肪的选择。实践证明：MCT油（中链甘油三酸酯）有良好的口感和胃肠道耐受性，MCT油的适宜用量为20 ~ 40g/d。富含单不饱和脂肪酸的橄榄油或山茶油，富含n–3脂肪酸的深海鱼可纳入食物选项，而富含饱和脂肪酸或胆固醇的肥肉、荤油、肉皮或内脏则要少选。这将有利于脂肪代谢平衡，预防与血脂异常有关的心脑血管疾病的进展。

⑧ 烹调方式的选择：煎、炸、烧、烤的烹调方法，以及辛辣刺激的调味品都不适合COPD的患者，烹调方式宜选择清炖、蒸、拌、白切等，保证食物质地软烂，口味清淡，容易消化，不对呼吸道造成刺激。

⑨ 忌烟、酒，并补充维生素及微量元素，增加富含维生素A和C的食物如水

果蔬菜等，增加富含钾和镁的食物如豆类和粗粮等。

⑩ 给予易消化、营养丰富的食物，避免辛辣刺激性食品和过热、过凉的食物。

⑪ 膳食医嘱可采用软饭，普食；呼吸机辅助呼吸者可鼻饲营养制剂。

慢阻肺缓解期患者一日食谱举例（1800kcal/d，脂肪供能40%，糖类供能38%）如下。

> 早餐：小笼蒸包（面粉50g，瘦猪肉50g，葱末5g）
>
> 　　　煮鸡蛋（50g）
>
> 　　　凉拌芹菜75g，胡萝卜50g，黄瓜丝50g，木耳25g
>
> 　　　上午加餐：牛奶160mL，全麦面包35g
>
> 午餐：清蒸鱼100g
>
> 　　　茄汁菜花100g
>
> 　　　瘦肉馄饨（面粉50g，瘦肉50g）
>
> 下午加餐：酸奶100g
>
> 晚餐：蒜茸油麦菜100g
>
> 　　　素炒青椒胡萝卜丝（青椒50g，胡萝卜50g）
>
> 　　　米饭50g
>
> 　　　酱牛肉50g
>
> 　　　山茶油20g
>
> 　　　花生油20g

第二节

糖尿病的营养调理

一、糖尿病基础知识

糖尿病是一组由多病因引起的以慢性高血糖为特征的代谢性疾病。该病是由于胰岛素分泌缺陷和胰岛素作用缺陷而引起。

55岁以上者、肥胖者、曾患妊娠期糖尿病的妇女、高血压患者、高血脂患者、有糖尿病家族史者等为高危人群。

二、糖尿病的临床表现及危害

临床表现：即代谢紊乱症状群，涉及血糖升高后因渗透性利尿引起多尿，继而口渴多饮；外周组织对葡萄糖利用障碍，脂肪分解增多，蛋白质代谢负平衡，渐见乏力、消瘦，儿童生长发育受阻；患者常有易饥、多食。故糖尿病的临床表现常被描述为"三多一少"，即多尿、多饮、多食和体重减轻。可有皮肤瘙痒，尤其外阴瘙痒。血糖升高较快时可使眼房水、晶体渗透压改变而引起屈光改变致视力模糊。许多患者无任何症状，仅于健康检查或因各种疾病就诊化验时发现高血糖。

危害：长期碳水化合物以及脂肪、蛋白质代谢紊乱可引起多系统损害，导致眼、肾、神经、心脏、血管等组织器官慢性进行性病变、功能减退及衰竭；病情严重或应激时可发生急性严重代谢紊乱，如糖尿病酮症酸中毒（DKA）、高渗高血糖综合征。

三、糖尿病饮食治疗与营养干预

1.饮食治疗原则

维持标准体重，控制总热量，控制生糖指数高的碳水化合物摄入，限制脂肪摄入量，选择优质蛋白，补充无机盐，维生素，增加膳食纤维，合理安排餐次，避免肥胖消瘦。平衡膳食，食物的合理化多样化：主食粗细搭配，副食荤素搭配。

2.饮食治疗方法

包括单纯饮食控制；单纯饮食控制＋口服降糖药；单纯饮食控制＋注射胰岛素等。

食、运动、药物三者科学结合，再加上糖尿病教育、糖尿病监测就能有效控制病情。

3.营养干预

（1）尽量选择低血糖生成指数的食物

血糖生成指数（GI）指的是人体食用一定量食物后会引起多大的血糖反应。GI是衡量食物引起血糖反应的一项有效指标。GI越低，血糖反应越低，越有利于血糖控制。由于低GI值的食物血糖上升的峰值较低，而下降的速度较葡萄糖缓慢，故既可避免高血糖反应，又可避免低血糖反应，使血糖达到相对稳定的要求，同时也不导致高胰岛素血症。糖尿病患者在选择食物时应注意食物类别，食物GI值。依食物种类不同，GI值有所差异：在主食中面食的血糖指数和吸收率常比米饭低，粗粮和豆类低于米面等；蔬菜、豆类、肉类、奶类的GI值较低；精制糖类、粮谷类、少数水果GI值较高。同一类食物中选择血糖指数低一些的食物有利于血糖的控制。当血糖生成指数在55以下时，该食物为低GI食物；当血糖生成指数在55-70之间时，该食物为中等GI食物；当血糖生成指数在70以上时，该食物为高GI食物，如表5-1所示。

表5-1　几种常见食物的GI值

食物种类	GI值	食物种类	GI值
荞麦面条	59	荞麦面馒头	67
大米饭（粳米，糙米）	78	全麦面包	74
馒头（富强粉）	88	苏打饼干	72
绿豆挂面	33	黄豆挂面	67
樱桃	22	柚子	25
桃	28	香蕉	52
梨	36	苹果	36
柑（橘子）	43	葡萄	43
猕猴桃	52	西瓜	72
果糖	23	蔗糖	65
蜂蜜	73	葡萄糖	100

（2）糖尿病患者食谱的制定

① 确定糖尿病患者的能量供给量

步骤1：确定标准体重：标准体重（kg）＝身高（cm）－105

步骤2：计算体重指数（BMI）：BMI＝体重（kg）/身高（m）^{2}

判断标准：BMI＜18.5，体重过轻；BMI=18.5 ~ 23.9，正常；BMI=24 ~ 27.9，超重；BMI≥28，肥胖

步骤3：确定每千克标准体重所需的能量（表5-2）

步骤4：确定全天的能量：标准体重×每千克标准体重所需要的能量

表5-2 糖尿病成人患者每日能量供给量   kcal/kg 标准体重

体型	极轻劳动	轻度劳动	中度劳动	重度劳动
消瘦	30	35	40	45
正常	15～20	30	35	40
肥胖（超重）	15	20～25	30	35

② 食品交换表

通常，我们把经常食用的食品按其所含的主要营养素分成7类，分别列于7个表中，这7个表格称为食品交换表。同一表中的食物所含的营养素种类大致相同，不同表中的食物，所含营养素的种类不同。

规定食品交换表中含90kcal能量的食品质量称为1个食品交换单位。因此，同样含90kcal热能的食品，其质量可能是不同的。在食品交换表中每一种食品1单位的质量都已经注明，如表5-3。

表5-3 1个交换单位的食物质量及营养素含量

食品交换表	1单位的食物质量	能量/kcal	蛋白质	脂肪	糖类
表1（谷物、薯类）	25g	90	2g	—	20g
表2（蔬菜类）	500g	90	5g	—	17g
表3（水果类）	200g	90	1g	—	21g
表4（豆类）	25g	90	9g	5g	4g
表5（奶类）	160mL	90	5g	5g	6g
表6（肉、禽、蛋类）	50g	90	9g	6g	—
表7（油脂、硬果类）	10g	90	—	10g	—

同一表中的1单位食品所含的营养素大致相同，所以可以按相同单位数相互交换。例如1单位大米（25g）可交换1单位的咸面包（35g）。但是，不同表中的食品，由于所含的营养素的种类和数量差别较大，原则上不能相互交换。例如，表1中的1单位大米（25g）不能同表6中的1单位（50g）猪肉进行交换。

（3）糖尿病患者饮食食谱举例

李先生，糖尿病患者，48岁，会计，身高170cm，体重为81kg

第1步：李先生的理想体重：170-105=65kg。BMI=$81/1.7^2 \approx 28kg/m^2$

第2步：会计属于轻度劳动，查表得知李先生每日所需总热量：65×（20～25）=1300～1625kcal。将食物分成四大类（八小类），每份食物的热量为

90kcal。李先生每日所需食物交换份：（1300 ~ 1625）÷90≈14-18份，可选择16份，总热量1440kcal。如果体重降到正常，可以选择18份。

第3步：碳水化合物50% ~ 60%，蛋白质15% ~ 20%，脂肪＜30%，合理分配一日三餐。

以李先生每日1440kcal热量，早、午、晚各约占1/3举例如表5-4。

表5-4　糖尿病患者食谱举例

早餐	午餐	晚餐
玉米饼（50g） 红薯（100g）	米饭 （生大米75g）	馒头（50g） 土豆泥（100g）
	红烧鲤鱼、炖黄豆白菜 （鲤鱼60g，黄豆35g，白菜125g， 玉米油1汤匙）	葱头肉丁豆腐 （葱头250g，瘦肉25g， 北豆腐50g，玉米油半汤匙）
白煮鸡蛋（60g） 牛奶（200g）		
花生米15粒	橙子（50g）	无糖酸奶（65g）
约475kcal	约515kcal	约450kcal

> 快速确定食物分量的小贴士
> 每天的肉类食物摄入量相当于一副扑克牌大小
> 每天吃一个网球大小的苹果或梨或其他水果
> 每天吃拳头大小的土豆或红薯，同时应减去相应的主食
> 用标准碗盛米饭，每次为2两

第三节

高血压的营养调理

一、高血压基础知识

未使用降压药物的情况下收缩压≥140mmHg和（或）舒张压≥90mmHg，即称为高血压。

老年人高血压患者血压波动大，收缩压增高明显，易发生体位性低血压，临床

症状少，易被忽视。

二、高血压的临床表现及危害

大多数起病缓慢，缺乏特殊临床表现，导致诊断延迟，仅在测量血压时或发生心、脑、肾等并发症时才被发现。常见症状有头晕、头痛、颈项板紧、疲劳、心悸等，也可出现视力模糊、鼻出血等较重症状，典型的高血压头痛在血压下降后即可消失。

血压和心血管疾病危险之间的关系连续一致，持续存在，并独立于其它的危险因素，收缩压／舒张压位于115/75 ～ 185/115mmHg时，收缩压每增加20mmHg或舒张压每增加10mmHg，发生心血管疾病的危险就增加一倍。

高血压引起脑血管痉挛，缺氧，血管壁变厚，管腔狭窄。如同时存在高血脂、高血糖、血黏度增高，会加速血栓形成。易形成微小动脉瘤，易于破裂出血，即脑出血。

三、高血压的饮食治疗与营养干预

1.饮食治疗原则

控制热量摄入，避免肥胖。少吃盐，口味要淡；增加含钾和钙丰富的食物的摄入量；适当增加海产品摄入量、多吃新鲜蔬菜和水果；不饮酒，不吸烟，不用有刺激性的调味品，不喝浓茶和浓咖啡；定时定量，少量多餐，晚餐要少而精，清淡易消化；在愉快和谐的气氛中进食。

2.营养干预

（1）饮食宜清淡

提倡素食为主，宜高维生素、高纤维素、高钙、低脂肪、低胆固醇饮食。

（2）降低食盐量

吃钠盐过多是高血压的致病因素，而控制钠盐摄入量有利于降低和稳定血压。

（3）饮食有节

做到一日三餐饮食定时定量，不可过饥过饱，不暴饮暴食。

（4）科学饮水

水的硬度与高血压的发生有密切的联系。高血压患者，适合饮用硬水，如泉水、深井水、天然矿泉水等。

（5）适量摄入蛋白质

蛋白质代谢产生的有害物质，可引起血压波动，应限制动物蛋白的摄入。调配饮食时应考虑蛋白质生理作用，应选生物价值高的优质蛋白，可适当吃些鱼和大豆及其豆制品。

（6）限制脂类

减少脂肪摄入，限制胆固醇。脂肪供给量可40～50g/天。除椰子油外，豆油、菜籽油、花生油、玉米油等均含维生素E和较多亚油酸，对预防血管破裂有一定作用。

（7）进食多糖类碳水化合物

进食多糖类碳水化合物和含食物纤维高的食物，如淀粉、糙米、玉米、小米等均可促进肠蠕动，加速胆固醇排出，对防治原发性高血压有利；少吃甜食，因葡萄糖、果糖及蔗糖等，均有升高血脂之忧。

（8）补充矿物质和维生素

高血压患者每天坚持吃高钙食物，补充钙镁与血管收缩和舒张有关，钙还有利尿作用，有降压作用，能使2/3左右的人获得降压效果。含钙丰富的食物，如奶制品、豆制品、芝麻酱、虾皮、海带、骨头汤、黑木耳、核桃、沙丁鱼、花生、红枣、韭菜、芹菜、蒜苗、绿叶蔬菜、黑木耳等。

镁能使外周血管舒张。含镁丰富的食物有香菇、菠菜、豆制品、桂圆等。

多食用含钾、镁、碘和锌高的食物如柑橘、苹果、杏，红枣、菠菜、土豆、干豆及鲜豆、桂圆、豆芽、海产品、瘦牛肉、瘦猪肉、黄鱼、花生、荔枝等。

维生素C可促进胆固醇排泄，防止其在动脉内壁沉积。摄入足量的维生素C，可多吃新鲜的蔬菜和水果，如大枣、番茄、芹菜、油菜、青笋叶等。

第四节
冠心病的营养调理

一、冠心病基础知识

在我国，随着生活水平的提高，由于膳食结构不合理、高血脂、高血压、糖尿病、肥胖和超重、吸烟等因素的影响，冠心病在我国的患病率呈逐年上升的趋势，并且患病年龄趋于年轻化，已成为威胁中国公众健康的重要疾病。

冠心病是动脉粥样硬化性心脏病的简称，即冠状动脉粥样硬化使血管管腔狭窄或阻塞，或冠状动脉痉挛导致心肌缺血缺氧或坏死，而引发的心脏病，也称缺血性心脏病。

二、冠心病的临床表现及危害

冠心病有以下症状。

① 不明原因常感疲乏、无力，不想动或嗜睡。

② 气短，感到气不够用或呼吸困难，这种气短一般活动时加重，休息时减轻，平卧时加重，坐位时减轻。

③ 胸闷、胸痛。多在心前区、胸骨后，有时向左肩、下颌、左手臂及背部放射；疼痛的性质可以是闷痛、压痛及刀割样疼痛，疼痛时往往不敢动，严重时会出汗；疼痛一般持续数秒钟，舌下含化硝酸甘油往往可以缓解。

④ 晕厥。冠心病心律紊乱，心率过快或过慢，传导阻滞，心脏停搏等均可使心排血量减低。由于大脑对缺氧十分敏感，大脑供血不足，轻者感到头昏，重者就可出现眩晕甚至晕厥。

⑤ 咳嗽、咯痰。冠心病心功能不全时，由于肺部充血，可以出现咳嗽、咯痰。痰量一般不多，严重时可有粉红色泡沫痰。

冠心病患者会导致冠状动脉硬化、心绞痛、心肌梗死。长期的冠状动脉硬化可能会导致远端下游相应的灌注区域的心肌缺血，还有可能导致各种心律失常以及心脏扩大和心力衰竭。心室颤动是心律失常患者最严重的表现，也是临床上冠心病患者可表现为突然死亡的原因之一。

三、冠心病的饮食治疗与营养干预

饮食治疗及营养干预原则和方法如下。

（1）食物多样化、谷物为主

适当多吃粗粮（如燕麦、玉米、小米、黑米、高粱等），每天至少50g，粗细搭配，提供能量的主要来源，同时提供了丰富的膳食纤维、矿物质和维生素。

（2）多吃蔬菜、水果

每天摄入400～500g新鲜蔬菜、水果有助于降低冠心病、高血压、脑卒中的危险。

（3）常吃奶类、豆类及其制品

大豆制品含有丰富的异黄酮、精氨酸等，增加其摄入量有降低血清胆固醇和抗动脉硬化的作用，每天摄入25g以上的大豆蛋白可降低心血管疾病的危险性。

奶类富含优质蛋白、维生素和钙，而且钙的含量和利用率都比较高，缺钙可以加重高钠引起的血压升高。冠心病患者建议选择脱脂奶或低脂奶。

（4）适量摄入瘦肉，少食肥肉、荤油和煎炸食品

（5）控制总热量，增加运动，保持健康体重

（6）吃清淡少盐的膳食

冠心病患者一天食谱举例如下。

早餐：脱脂奶250mL

鸡蛋一个（弃黄）

馒头（面粉50g）

凉拌海带胡萝卜丝（海带25g、胡萝卜25g）

炝黄瓜（黄瓜50g）

午餐：米饭（大米50g）

鸡翅（鸡翅75g）

清炒丝瓜（丝瓜100g）

上汤娃娃菜（娃娃菜100g）

紫菜汤（紫菜2g）

加餐：橙子200g

晚餐：米饭（50g）

魔芋蒜苗（魔芋100g、蒜苗50g）

清蒸鲈鱼（鲈鱼100g）

蒸玉米（玉米50g）

注：全天烹调油25g，盐5g；以上食谱包括能量1590kcal，蛋白质80g，脂肪54g，糖类196g。

第五节

便秘的营养调理

一、便秘的基础知识

便秘是指排便次数减少，同时排便困难、粪便干结。

食物进入胃肠，经过消化、吸收，将残渣变成粪便排出体外大约需要24-28小时。如今大多数人每天坐着躺着的时间很多，而运动时间非常少，这样就造成了肠胃蠕动减慢，再加上很多人没有喝水的习惯，只等渴了才喝，长期如此，就进入恶性循环，具体便秘原因包括饮水不足、运动不足、饮食不当、熬夜等。

二、便秘的临床表现及危害

便秘主要表现为排便频率减少，排便时间延长，一周内大便次数少于2～3次，粪便量少且干结，排便困难。便秘的人所排的便通常颜色都很深，那是因为粪便在结肠内停留的时间太长。但有少数人平素一贯是2-3天才大便1次，且大便性状正常，此种情况不应认为是便秘。

便秘尤其是长期慢性便秘会影响人们正常的工作和社交，也会引发焦虑等心理问题，便秘除了让人身心不适，如下腹胀痛、食欲减退、疲乏无力、头晕、烦躁、焦虑、失眠等症状，费力排便还可能带来其他危害：以痔为主的直肠肛周病变，例如痔疮、肛裂、脱肛等；可以诱发心脑血管意外，尤其是老年人，血压升高易诱发脑卒中、心肌梗死等；体内代谢毒素排出不畅，比如肝衰竭的患者，便秘还会使有害物质再吸收入血，易发生肝性脑病。

三、便秘的饮食治疗与营养干预

饮食治疗及营养干预原则和方法如下。

（1）主食不宜过精，适当吃粗粮

粗粮包括五谷杂粮（红薯、玉米、糙米等）、豆类制品（黄豆、绿豆等）等，一方面通过增加食物残渣中纤维素含量来刺激肠蠕动，再者粗粮中富含的B族维生素可增强肠道张力。富含膳食纤维的食物常口感较差，且老年人口腔咀嚼功能减退，难以下咽，应通过烹调工艺（细切、粉碎、调味等）制作成细软可口的食物。膳食纤维包括可溶性膳食纤维和不溶性膳食纤维，含可溶性膳食纤维比例较高的食物细滑、口感较好，还可以作为肠道菌群的底物，具有益生元的作用，对老年人尤为合适。鲜、嫩的蔬菜瓜果富含可溶性纤维、维生素和水分，应作为慢性便秘老年人膳食的重要组成部分。

（2）忌食辛辣、燥热以及腌（熏）制食物

如辣椒、胡椒、腌菜等。

（3）养成定时排便的习惯

老年人最好养成每日一次的排便习惯，可选择晨起或餐后2小时内排便（不管有没有便意），以培养和保持排便的条件反射。一般在起床和进餐后，结肠蠕动变得活跃，因此，排便的最佳时间通常是在起床和早餐后的2小时内。可以有意识的定时排便训练，但用力排便时间不要超过5分钟。

便秘患者食疗方举例如下。

① 菜汁汤：鲜菠菜和白菜适量，煮汤饮用。

② 萝卜汁：红心萝卜捣成泥状取汁，加适量白糖，共煮2～3分钟，温服。

③ 松子仁粥。配伍：松子仁50g，粳米100g。制法：松子仁微火炒香，与粳米同入砂锅，加适量水，煮沸后改用小火煨煮成稠粥。服法：早、晚2次分服。

④ 菠菜粥。配伍：鲜菠菜100g，粳米100g。制法：菠菜洗净后用沸水烫至半熟，切碎，粳米煮成粥后放入菠菜，煮沸食用。服法：1日2次。

⑤ 番泻鸡蛋汤：番泻叶5～10g，鸡蛋1个，菠菜少许，食盐、味精适量。将鸡蛋液打入碗中搅散备用。番泻叶水煎，去渣取汁，加入鸡蛋液、菠菜、食盐，煮沸加味精即成。

第六节
低蛋白血症的营养调理

一、低蛋白血症的基础知识

低蛋白血症又称为蛋白营养不良，也叫水肿性营养不良，是指血浆总蛋白和血浆白蛋白的减少，具体指血清总蛋白低于60g/L或者白蛋白低于35g/L。低蛋白血症不是一个独立的疾病，而是各种原因所致氮负平衡的结果。临床可见于各系统疾病，如老年重症、严重感染、手术创伤、恶性肿瘤、肝硬化、肾病综合征等。

蛋白摄入不足或吸收不良见于严重的心、肺、肝、肾、脑等原因造成的进食不足或各种胃肠道疾患，如食道癌、胃癌晚期导致的摄食困难；急慢性胰腺炎、严重的胆道及肠道疾患、胃肠吻合术所致的吸收不良综合征。

蛋白质合成障碍见于各种原因导致的肝脏损害使其蛋白合成能力降低，血浆蛋白合成减少，如肝硬化导致的低蛋白血症等。

长期大量蛋白质丢失见于消化道恶性肿瘤及溃疡、大面积创伤渗液、肾病综合征、糖尿病肾病、溃疡性结肠炎、痔疮、月经过多等大量血浆蛋白丢失。

蛋白质分解加速见于长期发热、恶性肿瘤、甲状腺功能亢进等，蛋白质分解大于合成导致低蛋白血症。

二、低蛋白血症的临床表现

除有原发疾病的表现外，其主要临床表现如下。

（1）营养不良

氮负平衡使皮下脂肪和骨骼肌显著消耗，患者日益消瘦，严重者呈恶液质状态。胃肠道黏膜萎缩，胃酸分泌减少，消化酶减少，因而食欲差。疲乏、无力也是常见症状，患者不爱活动，体力下降，反应渐趋迟钝，记忆力衰退。多有轻、中度贫血，经常头晕，可有体位性低血压和心动过缓。

（2）浮肿

浮肿的发生与血浆有效渗透压减低有关。体液的渗透压与其所含溶质的分子量成反比，白蛋白分子量较小，是维持胶体渗透压的主要成分，血浆与组织液的总渗透压相差不大，但因血浆内所含不能渗透过毛细血管壁的白蛋白较多，故血浆的渗透压较高，从而使水分有从组织液进入血浆的趋势。血浆白蛋白减少时，有效渗透压减低，使组织间潴留过多的水分，而出现浮肿，浮肿严重时可出现胸水及腹水。

此外，还可有性功能减退、闭经、骨质疏松、机体抵抗力差等症状。血浆纤维蛋白原减少者可有出血倾向。

三、低蛋白血症饮食治疗与营养干预

首先应治疗引起蛋白质摄入不足、丢失过多、分解亢进的原发疾病，其次包括以下治疗方法。

（1）饮食治疗

患者无明显基础疾病，仅为能量、蛋白质摄入量不足的，可以考虑给予高蛋白质、高热量的饮食，在保证充足热量供应（2500kcal/日以上），通过加餐方式增加膳食中蛋白质含量，使每日摄入蛋白质达1.2 ~ 2g/kg体重，推荐食用牛奶、鸡蛋、瘦肉、鱼肉、虾、豆制品等高蛋白食物；消化功能差者，可予流食或半流食，同时补充足够的维生素。

若患者为慢性肝病基础上（不伴有血氨升高）并发低蛋白血症，饮食建议在供应充足的基础上，增加食物中蛋白质含量，但蛋白质供能不超过总能量的20%为原则，其中蛋、奶、鱼、肉、大豆等优质蛋白质量应占总量的1/3 ~ 2/3，并同时增加维生素A、胡萝卜素、钙的摄入量。

若患者为慢性肾病基础上并发低蛋白血症，尽管慢性肾脏疾病原则上为了减缓肾脏损害，需要控制蛋白质的摄入，但如果慢性肾病患者已经出现蛋白质摄入严重不足，出现明显的低蛋白血症，仍然需要增加蛋白质的摄入，建议在热量[25 ~ 30cal/（kg·d）]摄入充足的基础上增加蛋白质的摄入。蛋白质补充量透析患者一般0.8 ~ 1.5g/（kg·d），非透析患者0.6 ~ 1.2g/（kg·d），建议蛋白质总量中50%以上为优质蛋白，推荐食用牛奶、鸡蛋、瘦肉、鱼肉、虾等高蛋白食物并同时增加维生素A、胡萝卜素、钙的摄入量，餐次一般每日4 ~ 5餐。

（2）肠内营养支持治疗

主要目标是维持肌肉组织、防止蛋白质分解，为即将发生的代谢提供营养物质（蛋白质、糖类、脂肪、维生素、矿物质、电解质等），从而促进蛋白质的合成，减少蛋白质的分解，增强免疫功能和创伤愈合能力，改善炎症反应。低蛋白血症营养支持配方选择应遵循以下原则。

① 常规低蛋白血症患者：选择高蛋白全营养粉，并含有均衡的维生素、微量元素和膳食纤维，增加高纯度易吸收的乳清蛋白，按照1 ~ 1.5g/（kg·d）补充计算用量。

② 早期营养支持或消化功能较差的低蛋白血症患者：选择吸收最快的短肽型营养粉剂，并含有均衡的维生素和微量元素，增加高纯度易吸收的乳清蛋白，按照1 ~ 1.5g/（kg·d）补充计算用量。

③ 肿瘤、肺部疾病的低蛋白血症患者：选择高能量、高脂高蛋白的高能型全营养粉，并含有均衡的维生素、微量元素和膳食纤维，增加高纯度易吸收的乳清蛋白，按照1 ~ 1.5g/（kg·d）补充计算用量。

④ 血糖指数偏高的低蛋白血症患者：选择低GI全营养粉，并含有均衡的维生素、微量元素和膳食纤维，增加高纯度易吸收的乳清蛋白，按照1～1.5g/（kg·d）补充计算用量。

（3）静脉滴注白蛋白

由于静脉输入白蛋白在1～2天内即经肾脏从尿中遗失，而且费用昂贵，另外大量静脉应用白蛋白有免疫抑制、感染丙型肝炎、诱发心衰、延迟缓解和增加复发率等副作用，故在应用静脉白蛋白时应严格把握适应证。① 严重的全身水肿，而静脉注射速尿不能达到利尿效果的患者，在静脉滴注白蛋白以后，紧接着静脉滴注速尿（速尿120mg，加入葡萄糖溶液100～250mL中，缓慢滴注1小时），常可使原先对速尿无效者仍能获得良好的利尿效果。② 使用速尿利尿后，出现血浆容量不足的临床表现者。③ 因肾间质水肿引起急性肾功能衰竭者。

（4）血浆或冰冻血浆的应用

血浆含有多种凝血因子，且是因子Ⅴ的来源。输注血浆或冰冻血浆可以补充凝血因子和血小板，防止出血，可以补充白蛋白，提高血浆胶体渗透压，促进利尿，减轻水肿，还可以提高免疫球蛋白及补体的水平，增加机体抗感染能力。

（5）促进蛋白质合成的药物的使用

① 重组人生长激素（rhGH）的应用：体内蛋白质的合成，改善蛋白质代谢状况，能使重危患者机体炎症反应得到改善。

② 谷氨酰胺（Gln）强化的肠外营养方法治疗能够让患者血清前白蛋白和白蛋白水平普遍升高。

第七节
骨质疏松的营养调理

一、骨质疏松的基础知识

骨质疏松症（OP）是一种以骨量低下，骨微结构破坏，导致骨脆性增加，易发生骨折为特征的全身性骨病。该病多见于绝经后妇女和老年男性。骨质疏松症的发生与下列因素有关。

① 遗传和雌激素：骨质生长期骨峰值越高，可供丢失的骨组织就越多，患病

的时间越晚。闭经时间越早，或者由于卵巢过早切除，都会引起骨量丢失加速，导致骨质疏松的发生。遗传对骨峰值和骨丢失的程度都有影响。

骨质疏松多见于白人、其次为黄种人，黑人最少。

雌激素缺乏导致成骨和破骨形成不均衡，成骨小于破骨，骨量减少，引起骨质疏松发生。

② 甲状旁腺激素：老年患者血清甲状旁腺激素水平随年龄增加而增高。多数学者认为甲状旁腺功能亢进患者多伴有骨质疏松的发生。

③ 降钙素：降钙素水平降低可能是女性罹患骨质疏松症的原因之一。

④ 1，25-（OH）2D3：老年人血1，25-（OH）2D3浓度降低与老年人日照和肾功能减退、肾1α-羟化酶活性降低有关。1，25-（OH）2D3浓度降低，导致老年人小肠钙吸收减少，血钙下降，继发性甲状腺功能亢进，导致骨量减少。

⑤ 运动：运动尤其是负重运动，可以增加骨量。但过度运动可能导致骨量丢失，发生骨质疏松。制动可导致骨量丢失。

此外，年龄增长、饮酒过量、长期使用类固醇类激素、体重过轻者均可患骨质疏松。

二、骨质疏松的临床表现和危害

骨质疏松症患者典型的临床特征如下。

（1）疼痛

患者伴有四肢麻木。一旦发生骨折，患者轻微活动都会引起难以忍受的疼痛。

（2）骨折

骨折好发部位依次为椎体、腕关节和髋关节。一般骨量丢失20%以上时容易发生骨折。脊椎压缩性骨折约有20%～50%的患者无明显症状。

（3）驼背畸形

骨质疏松患者身材变矮，驼背畸形。随着年龄增长，骨质疏松加重，驼背曲度加大，可使膝关节发生适应性变形。

此外，患者由于胸、腰椎压缩性骨折，脊椎后弯，胸廓畸形，可使肺活量和最大换气量显著减少，往往可出现胸闷、气短、呼吸困难等症状。

三、骨质疏松的饮食治疗与营养干预

营养对骨质疏松的发生发展起着非常重要的作用，除了钙和维生素D以外，蛋白质和维生素K都与骨骼健康有关。

① 蛋白质与骨骼：骨基质的主要成分是胶原蛋白，长期蛋白质摄入不足可导致骨基质胶原蛋白合成下降、新骨形成滞后，从而引起骨质疏松的发生。但蛋白质摄入过多可引起尿钙增加，降低肠道对钙的吸收，从而提高了机体对钙的需要量；此外，高蛋白膳食可动员骨骼中的钙进入血液，因此，蛋白质摄入过高可引起骨质疏松。

② 钙与骨骼：人体钙摄入不足，促进骨钙释放，造成骨钙丢失，骨密度减少；人体钙摄入充足，促进钙沉积在骨骼，骨密度增加。

③ 维生素D对骨矿物质代谢的影响是双向的：一方面通过促进肠钙吸收来促进骨形成；另一方面，维生素D通过促进肠道钙的吸收，促进骨形成和骨矿化过程。

④ 维生素K与骨代谢：维生素K是维持骨代谢必需的营养素。维生素K通过促进成骨细胞分泌的骨钙素，促进骨形成；此外，维生素K是骨钙素羟化的重要辅酶，通过影响骨钙素的生物合成和生物活性，促进骨矿化。

积极改善饮食和生活方式，坚持钙和维生素D补充可预防或减轻骨质疏松。

（1）维持适宜的体重

肥胖可加重关节的负担，导致关节疼痛或骨折。消瘦容易引起骨质疏松。因此，应保证适宜的能量摄入，维持正常体重。

（2）保证合适的蛋白质摄入量

健康成人每日蛋白质摄入量按1.0g/kg体重摄入比较合适。处于生长期、妊娠期或哺乳期的人群应适当增加蛋白质摄入量。动物性食物和植物性食物合理搭配，其中优质蛋白质约占1/2～1/3。常吃奶类、大豆等高蛋白食物，大豆中还含有异黄酮，有助于保持骨量。

（3）选择富含钙与维生素D的食品

每天食用大豆及其制品、奶及其制品、富含脂肪的鱼，建议每日摄入不少于300mL的牛奶。

（4）适量平衡的磷

磷酸盐摄入过多会影响钙的吸收。少喝含磷高的饮料，避免摄入过量磷，影响钙磷比值，从而影响钙的吸收。

（5）丰富的维生素：维生素D缺乏影响骨质的生成与正常钙化。维生素D主要来源于动物肝脏、鱼子、蛋黄以及鱼肝油。维生素D也可通过日晒获得。正常人平均每天至少20分钟日照。骨质疏松患者维生素K水平低。抗凝剂和抗生素会导致机体维生素K缺乏，从而使机体骨钙素水平下降，进而影响骨骼的形成和钙化。

（6）适量运动

人体的骨组织是一种有生命的组织，人在运动中肌肉的活动会不停地刺激骨组织，使骨骼更强壮。运动还有助于增强机体的反应性，改善平衡功能，减少跌倒的风险。这样骨质疏松症就不容易发生。

（7）其他

注意低盐饮食，改掉不良的饮食习惯，戒烟、限酒、少喝浓茶、可乐和碳酸饮料，预防骨质疏松的发生。

第八节
前列腺炎的营养调理

一、前列腺炎的基础知识

前列腺是男性主要附属性腺。在不同年龄阶段，前列腺可发生不同的疾病。在儿童时期，前列腺尚未完全发育，很少发病，但可以发生急慢性炎症。从青壮年开始到老年，前列腺发病率逐渐增加。前列腺炎是前列腺常见疾病，可因细菌感染、前列腺充血、病毒感染、支原体感染以及自身免疫问题引起。

二、前列腺炎的临床表现和危害

主要的临床表现如下。

出现不同程度的排尿刺激症状：如尿频、尿痛、排尿困难或尿道口有黏液等分泌物。

久坐可引起尿道、会阴和肛门处胀痛。

慢性前列腺炎可引起下腰部、小腹、腹股沟、大腿和直肠等部位疼痛。

前列腺炎可引起性欲减退和射精痛、射精过早症，并影响精液质量，在排尿后或大便时还可以出现尿道口留白，合并精囊炎时可出现血精。

前列腺炎患者还可出现乏力、头晕和失眠等，长期持久的前列腺炎可引起结膜炎和关节炎等病变。

三、前列腺炎的饮食治疗与营养干预

在营养上，前列腺炎患者要注意以下几点。

（1）足量饮水

在急性发作期大量饮水，每天最好在2000mL以上。

（2）戒烟戒酒

前列腺炎患者最好戒烟戒酒，烟酒能够扩张脏器血管，增加血液灌注量，增加前列腺的充血，加重慢性前列腺炎的症状。

（3）忌辛辣食品

大葱、生蒜、辣椒、胡椒等刺激性食物，能引起血管扩张和器官充血，前列腺炎患者最好不吃这些食物。

第九节

慢性肾炎的营养调理

一、慢性肾炎的基础知识

肾脏是人体的重要器官之一，其主要功能是排泄体内的水分、代谢废物及其他有害物质。一旦肾脏发生病变，这些有害物质就不能完全排出体外，从而对人体造成伤害。慢性肾小球肾炎简称慢性肾炎，是指各种病因引起的双侧肾小球炎症改变，该病发病隐匿，病程较长，是一类原发性肾小球疾病的总称。

二、慢性肾炎的临床表现和危害

慢性肾炎的病因复杂多变，病理类型较多，主要的临床表现如下。

（1）水肿

大多数患者会出现不同程度的水肿。轻者仅早晨起床后眼眶周围、面部或午后双下肢踝部出现水肿。严重者全身水肿。极少数患者无水肿，往往容易被忽视。

（2）高血压

慢性肾炎患者常伴有高血压。慢性肾炎导致的高血压以舒张压升高（高于95mmHg）为特点，其程度个体差异较大，轻者收缩压/舒张压仅140 ~ 160/

95 ～ 100mmHg，严重者甚至可以超过200/110mmHg。

（3）尿异常改变

水肿的患者会出现尿量减少，水肿程度越重，尿量减少越明显，无水肿患者尿量多数正常。当患者肾脏受到严重损害，尿的浓缩－稀释功能发生障碍，还会出现夜尿量增多和尿比重下降等现象。慢性肾炎患者尿中可存在不同程度的蛋白质、红细胞、白细胞、颗粒管型、透明管型。当慢性肾炎患者急性发作时，可出现血尿。

此外，慢性肾炎患者还会出现头晕、失眠、食欲不振、摄食量减少、易疲劳和贫血等临床症状。

三、慢性肾炎的饮食治疗与营养干预

慢性肾炎患者营养治疗的目的是减轻肾脏负担，设法消除或减轻症状。在治疗上主要依据患者肾功能的水平，确定营养支持方案。

① 无症状蛋白尿或血尿，尿蛋白丢失不多的患者（1 ～ 2g/d），饮食无特殊限制，可食用普通饮食，稍限盐。

② 水肿明显者应控制钠盐摄入量，食用低盐或无盐饮食，以免加重水肿。钠摄入量每日限制到1000 ～ 2000mg，钠盐则限制2 ～ 3g/d。若水肿严重时，则钠摄入量减少到500mg/d，盐一般控制在1g/d。

③ 肾功能损害不明显者，无氮质血症期，但有大量蛋白尿时，可适当增加蛋白质摄入量，以弥补尿中丢失的蛋白质，纠正负氮平衡，改善患者的营养状况，但也不可过多，一般每天不宜超过1.0g/kg体重，以免加重肾小球高滤过及肾小球硬化。如肾功能已经受损，存在氮质血症，则应给予低蛋白饮食，蛋白质摄入量控制在30 ～ 40g/d，并以优质蛋白为主，必要时可补充必需氨基酸如开同等。

高血压患者的饮食主要是控制食盐摄入量，同时适当控制水的摄入量。

若是急性发作，则应按急性肾炎饮食原则处理。

慢性肾炎的具体营养治疗原则如下。

（1）能量

能量供给应充足，约为30 ～ 35kcal/（kg·d）。若能量供给不足，摄入的蛋白质可能通过糖异生作用途径转变成能量以补充其不足。同时身体组织中的氨基酸也可被消耗，造成非蛋白氮代谢废物量增加，加重氮质血症。

（2）蛋白质

尿素、尿酸、肌酐等蛋白质的代谢产物从尿液中排出。当肾脏功能不良，肾小球滤过率下降时，这些含氮物质会在体内蓄积，产生氮质血症。有时因蛋白质代谢不完全，则可能发生蛋白尿，蛋白尿以白蛋白丢失为主，从而导致胶体渗透压下降，引起水肿。由于蛋白尿中补体的丢失还可引起身体抵抗力降低。某些肾病患者还可出现体内氨基酸代谢失调。因此，在限制蛋白质范围内应设法提高必需氨基酸的摄入量，这就需要选择高生物价蛋白质，以增加必需氨基酸含量，达到维持氮平衡、改善营养状况的目的。患者宜选择必需氨基酸含量高的细粮及动物性食品。为降低非必需氨基酸含量，必要时可用低蛋白主食如低蛋白大米、小麦淀粉、藕粉等替代部分细粮。

（3）调节电解质和无机盐含量

当患者出现水肿、高血压时，膳食中应限钠盐，以防止水潴留，但当肾小管重吸收功能降低或合并严重腹泻、呕吐时，为防止低钠血症，应及时补充钠盐。膳食中钾含量要根据患者血钾检查结果进行调整。若患者储钾能量差或排尿较多或应用利尿剂时，应选择含钾丰富的食物，以防出现低钾血症。

第十节

肥胖的营养调理

一、肥胖的基础知识

肥胖是体内脂肪积聚过多而呈现的一种状态。肥胖按病因分为：① 原发性肥胖，又称单纯性肥胖；② 继发性肥胖。继发性肥胖按脂肪在身体分布分为：普遍性肥胖，又称均匀性肥胖；腹型肥胖，又称向心性肥胖、内脏型肥胖；臀型肥胖，又称非向心性肥胖。

二、肥胖的临床表现及危害

肥胖已成为全球共同面临的重大健康挑战。随着人口老龄化社会的到来，加上生活方式和膳食结构的改变，老年肥胖发病率逐年上升。国内数据表明，超重肥胖率呈倒u形（即n形）分布。20岁后肥胖比例逐步上升，50 ~ 59岁达到最高峰值。60岁后随着增龄衰老，肥胖症逐渐降低。老年肥胖症的高峰则在60 ~ 69岁，这可能是由于退休后脑力、体力活动明显减少，而营养相对改善，多余热量转变成脂肪堆积，以致仍在少数老年人中继续增重所致。肥胖是影响老年人身心健康和社会功能及生活质量的重要因素，体内脂肪组织过度堆积会引发老年患者多种慢性病风险（糖尿病、高血压、脑卒中、癌症等），导致衰弱及少肌性肥胖发生，加重家庭及社会负担。

三、肥胖的饮食治疗与营养干预

肥胖的治疗原则是在保证机体蛋白质及其他各种营养素需要的前提下，辅以适当运动，维持机体摄入能量与消耗间的负平衡状态，可改善糖耐量，降低胰岛素抵抗，促进体脂分解，减少机体蛋白丢失和增加蛋白合成，可达到脂肪百分比降低、身体肌肉比例上升的减重目的。肥胖治疗必须持之以恒地彻底改变原有不良生活方式和膳食习惯，长期严格控制能量摄入。

（1）每日饮食量推荐

要想弄明白每天应该饮食摄入总量，要弄懂两方面的问题：全天的总摄入量和主副食如何搭配。一般来说，一个肥胖者每天需要多少能量也就是全天的总摄入量应向医生、营养师咨询，但是，成人也可以自己根据下面的简便公式将每日能量供给量计算出来：

一天所需要的总能量＝理想体重（kg）× 每千克理想体重所需要的能量（参见表5-5）

理想体重（kg）＝身高−105

表5-5 成人每日能量供给量   kcal/kg 理想体重

体重	卧床	轻体力劳动	中体力劳动	重体力劳动
消瘦	20～25	35	40	40～45
正常	15～20	30	35	40
超重或肥胖	15	20～25	30	35

（2）忌食高盐和高嘌呤食品

食盐能致口渴和刺激食欲，并能增加体重。多食不利于肥胖症治疗，食盐以3～6g/d为宜。嘌呤可增进食欲和加重肝肾代谢负担，故含高嘌呤动物内脏应加以限制，如动物肝、心、肾等。

（3）控制饮酒

因每1mL纯酒精可产热29.3kJ（7kcal）左右。以下为100mL常见酒类酒精含量：白酒38%～65%、加饭酒18%、鲜啤酒3.1%～3.5%、红葡萄酒14.4%、白葡萄酒12%、苹果酒15%、白兰地40%。啤酒含酒精量最少，但若饮量多，产热仍不少，须严加控制。

（4）结合运动才能事半功倍

适当控制饮食加体力活动有利于长期保持减重后体重不反弹。老年肥胖者要从根本上改变不爱活动的习惯。60～69岁阶段每天应安排1小时体力活动时间。70岁以上每天至少应运动30分钟。可以从事快走、慢跑、骑自行车、游泳、园艺、短途旅游、垂钓、步行等活动及一定量家务劳动。

（5）多吃蔬菜

减重者由于饮食的限制，常会有饥饿感，富含膳食纤维的食物可延缓人体饥饿感。蔬菜中含有丰富膳食纤维和维生素，且能量低，并有饱腹感。推荐老年减重患者适当增加绿叶、瓜类蔬菜的摄入。

食谱举例如下。

减肥食谱举例1（1400kcal/d）

早餐：脱脂牛奶（250mL）

香葱蒸水蛋（鸡蛋50g）

凉拌金针菇菠菜（金针菇25g，菠菜75g）

全麦馒头（全麦面粉50g）

小黄瓜（黄瓜100g）

午餐：双冬烧牛肉丸（牛肉75g、冬笋75g、冬菇5g）

大拌菜（生菜75g、黄瓜75g、紫甘蓝50g）

鱼汤萝卜丝（不肉）（萝卜50g）

糙米饭（糙米50g）

晚餐：盐水虾（海虾100g）

蒜蓉鸡毛菜（鸡毛菜200g）

西红柿紫菜豆腐汤（西红柿50g、紫菜2g、豆腐50g）

红薯（红薯150g）

晚加餐：柚子（柚子100g）

注：全天食用油16g，盐6g。

减肥食谱举例2（1700kcal/d）

早餐：脱脂牛奶（200mL）

　　　煮鸡蛋（50g）

　　　烤面包片（面包片50g）

　　　西芹白干（西芹75g，白豆干20g）

　　　芦柑（芦柑100g）

早加餐：无糖酸奶（酸奶100mL）

午餐：清蒸冬条鸡笋（鸡脯肉100g、冬笋50g）

　　　蒜蓉芥蓝（芥蓝200g）

　　　海带棒骨汤（去油）（猪棒骨100g、干海带10g）

　　　糙米饭（糙米50g、大米50g）

晚餐：肉片彩椒香菇荷兰豆（瘦肉75g、彩椒25g、香菇5g、荷兰豆25g）

　　　瑶柱冬瓜（瑶柱5g、冬瓜200g）

　　　紫米粥（紫米10g、大米15g）

　　　玉米面饼（玉米面25g、面粉25g）

晚加餐：草莓（草莓100g）

注：全天食用油25g，盐6g。

第十一节
消瘦的营养调理

一、消瘦的基础知识

　　俗话说得好："千金难买老来瘦"。因生理机能的改变，人到老年逐渐出现消瘦大多是正常的。而且老年人稍瘦些可以避免因肥胖而导致的许多慢性病，如高血压、糖尿病、冠状动脉粥样硬化性心脏病等。但是，我们也要警惕引起消瘦的一些老年疾病和致病因素发生。身体出现消瘦明显者，切不可不以为然，应及时到医院检查，做到早发现早治疗，下面介绍几种引起老年人消瘦的常见原因。

① 食物摄入不足：食物缺乏、偏食引起的消瘦；进食或吞咽困难引起的消瘦（口腔溃疡、下颌关节炎、骨髓炎及食管肿瘤等）；厌食或食欲减退引起的消瘦（神经性厌食症、慢性胃炎、肾上腺皮质功能减退及恶性肿瘤等）。

② 食物消化、吸收、利用障碍：慢性胃肠病；慢性肝、胆、胰病；内分泌与代谢性疾病；慢性消耗性疾病；其他，如久服泻剂或对胃肠有刺激的药物。

③ 食物需要增加或消耗过多：如过劳、甲亢、长期发热、恶性肿瘤、创伤及手术后等。

二、消瘦的临床表现及危害

相比之下，消瘦的老年人往往更容易摔倒。这是因为随着年龄的增长，人体内的肌肉比例逐渐下降，而脂肪比例增加，身体会慢慢虚弱。在我国65岁以上老年人中，跌倒是伤害死亡的首位因素。由于老年人体质特殊，摔倒会给老人的健康留下诸多隐患，如骨折、脑卒中等，有再也站不起来的危险。如果老人为了控制体重而节食，摄入蛋白质等营养物质不足，加之缺乏锻炼，肌肉比重更小，身体也更虚弱，就更容易跌倒。

此外，消瘦的老人容易血糖高。因为人体肌肉的运动需要消耗大量的能量，而胰岛素的作用主要是促进糖分解产生能量。此时如果老年人过于消瘦，需要的能量就相应减少，也就不再需要分泌那么多的胰岛素促进糖分解产生能量。这时血液中的糖分无法分解，于是血糖就升高了。

消瘦也是糖尿病患者的典型特征。糖尿病患者虽然食量很大，但是由于胰岛素无法正常起作用，新陈代谢的糖类无法吸收，造成人体的能量无法补给。但是人要维持正常的生活机能就必须消耗能量，所以就消耗人体储备的脂肪，人就会越来越瘦，病情稳定了，体重才会稳定。所以如果突然变瘦就需要警惕患糖尿病的危险了。

三、消瘦的饮食治疗与营养干预

消瘦的饮食和营养干预措施如下。

（1）蛋白质和能量同时补充

消瘦患者摄入的蛋白质和能量应比正常人高。每天可摄入1.2 ~ 1.5g/kg优质蛋白质，能量为35 ~ 40kcal/kg 体重。

（2）循序渐进

消瘦患者因机体长期缺乏营养，其胃肠道和其他器官的功能都处于低下状态，肠内营养治疗时要注意，不宜突然用高能量、高蛋白膳食进行营养治疗，以免发生或加重腹胀、腹泻等消化不良症状。营养治疗过程中应注意循序渐进的原则，一般营养素的剂量应从小到大，浓度从低到高。开始时按实际体重计算，如能量供给20 ~ 30kcal/（kg·d），病情稳定后逐渐增加。蛋白质每天可从0.75g/kg 逐步增加至需要量。增加过急可加重胃肠道负担和机体的代谢负担，导致患者胃肠道不适或出现其他问题。可使用蛋白补充剂或营养素补充剂。单独过快补充碳水化合物可引起钠潴留、严重水肿和心力衰竭，而同时补充蛋白质则能较好地耐受。

（3）补充营养素制剂

在消瘦较严重情况下或者膳食摄入困难的情况下，营养素制剂是理想的选择。目前营养素制剂有肠内营养制剂和肠外（静脉）营养制剂。补充剂量要适宜，不要使用过高的治疗量或维持量，尤其对于有毒副作用的营养素更应注意。

（4）选择合适的补充途径

可根据患者的疾病状态及胃肠功能等情况来选择营养补充途径，如果胃肠道功能好，可自主进食，应选择口服补充；如胃肠道功能好，但患者不能自主进食，则应选择管饲；如胃肠道严重障碍或肠内营养明显不足以满足患者60%的营养需要，则应选用静脉营养。

（5）补充维生素和矿物质

除了补充蛋白质和能量外，开始时还应补充维生素、矿物质。

（6）及时增加活动量

随着体力恢复要及时逐渐增加活动量，促进患者恢复。

（7）病因治疗

继发性消瘦应该注意病因治疗，原发性消瘦要注意解决影响摄入不足的原因，为补充膳食营养创造条件。

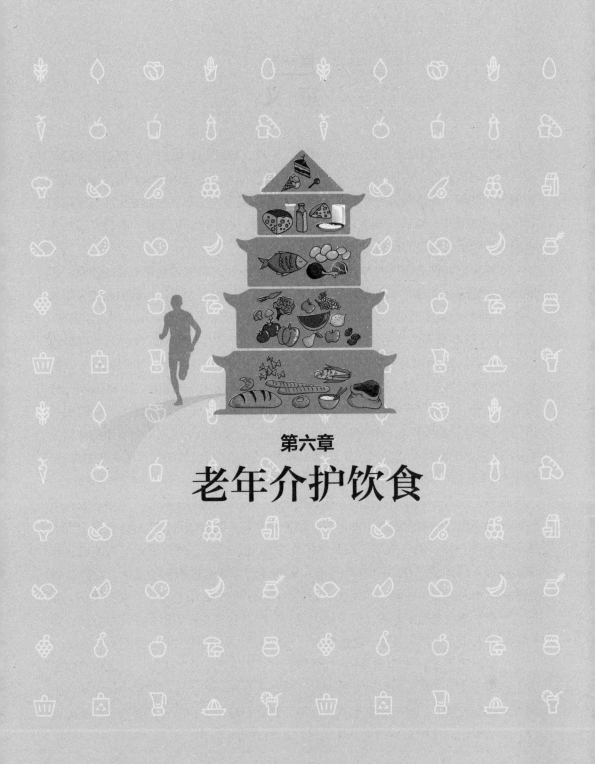

第六章

老年介护饮食

第一节
定 义

　　"介护"一词来源于日语，是指看护、护理、照顾的意思。介护就是为生活不能自理的弱势人群，包括不能完全独立生活的老年人、儿童和残障者提供专业的护理服务。老年介护是指以照顾老年人的日常生活起居为基础，为独立生活有困难的老年人提供帮助。其基本内涵为自主生活的支援、正常生活的实现、尊严及基本人权的尊重和自己实现的援助。

　　老年介护饮食主要是为有吞咽障碍的老年人设计的调整过食物形态的饮食。需要介护服务的老年人吃东西时咀嚼力和吞咽力都比较弱。为了使吞咽障碍的老年人能够安全摄入美味的食物，日本在1981年就开展了对吞咽障碍老年人的医疗管理。在2013年日本发表了《吞咽调整饮食分类2013》，将吞咽调整饮食分为不同阶段的饮食形态。在2014年日本将介护食品命名为"微笑护理饮食"，同时实现了介护食品商业化。其介护食品按入口后的软硬程度和黏度采用不同颜色的ABCD字母分为七个规格，依照蓝色D（适合营养不足人群）、黄色A（牙口不好的人可咀嚼）、黄色B（可用牙龈咬碎）、黄色C（可用舌头粉碎）、橙色A（可用小勺食用的稠状）、橙色B（接近果冻状）、橙色C（果冻状）来表示软硬程度，供消费者在购买时参考。国际吞咽障碍食物标准行动委员会于2016年发表了《国际吞咽障碍食物标准》。

　　目前，国内还没有商业化的吞咽调整食品，有吞咽障碍的老年人需要靠家人或护理人员将食物质地改进并协助进餐。照护好老年人营养饮食，也要像养育宝宝需要科学喂养一样，也应遵循一些基本的饮食原则，还应充分尊重老年人的进食意愿，保证生活质量。在吞咽障碍老年人从进食到吞咽全过程的护理中，营养是吞咽障碍老年人需要首先解决的问题。需要考虑营养的量、供给方式、食物性状、味道、外形、膳食合理配制等，以及肠内营养、肠外营养支持的时机和品种选择，对吞咽障碍老年人的疾病恢复、功能恢复、自理能力、生活能力的恢复都十分重要。

　　了解老年人的特点和营养需要很重要。老年人可能因为孤独、身体和精神障碍、极少活动或慢性疾病导致营养障碍。老年人身体功能上比青年和中年时期会出现不同程度的衰退，加之味觉和嗅觉减退，进食量减少，同时对营养的吸收能力衰退，如咀嚼和消化能力下降，消化酶活性和激素水平异常，心脑功能衰退，视觉、嗅觉、味觉等感官反应迟钝，肌肉萎缩，瘦体组织减少等。这些变化可明显影响老年人食物摄取、消化和吸收的能力，使得老年人极易出现营养不良、缺铁性贫血，以及由于维生素D缺乏和不接触阳光所致的骨质疏松和骨软化病、体重异常和肌少症等问题，也极大地增加了慢性疾病发生的风险，更应该注意合理膳食、均衡营养。所以，老年人膳食要食物多样化，保证食物摄入量充足。

第二节

老年痴呆症的营养治疗及介护

一、关于老年痴呆症

老年痴呆症是一系列涉及认知功能丧失疾病的总称。阿尔茨海默病（Alzheimer disease，AD）是老年痴呆症最常见的类型，其次是血管性痴呆，其他类型包括亨廷顿病、帕金森病和克雅病。阿尔茨海默病是一种神经退行性变疾病，与年龄相关，是神经中枢内某一类神经元特异性死亡，导致记忆丧失和认知能力下降。起初，症状是轻微的，随着时间的推移，会变得更加严重。

阿尔茨海默病的命名由来是艾罗斯·阿尔茨海默医生于1906年首先描述了本病。他在一位死于痴呆的女性患者的大脑中发现大量的老年斑和神经原纤维缠结等不寻常的组织病理变化。这种变化目前被认为是老年痴呆患者大脑组织中的特征性的病理组织学改变。为了纪念阿尔茨海默医生的重要发现，以他的姓氏为此类痴呆疾病命名。

老年痴呆症影响社会上各个层面上的人，不论其社会阶层、性别、种族及居住地区如何，均可能受到影响。老年痴呆症主要影响老年人，但处在老年前期者也可能发病。老年痴呆症损坏了人体大脑的思考、记忆及对语言的驾驭能力。这种疾病的发生是逐渐出现的，同时患者病情的加重也是缓慢的。家属发现患者发病的第一个症状通常是忘记最近发生的事情，并且在处理日常生活及从事过去熟悉的工作时出现困难。患者也可能会出现神志混乱、人格改变、行为异常、判断力下降、说话时找不出合适的词汇来表达及思维能力减退或对于一些指令无法遵从等症状。目前，对于引起老年痴呆症的真正原因并不清楚，而且也没有可以治愈的方法。

二、老年痴呆症与营养

老年痴呆症的病因还不清楚，目前主要认为可能与自由基、遗传及环境因素等有关。有研究发现，营养状况差的老年痴呆症患者其认知能力和活动能力也较差。认知障碍会影响营养素的摄入，营养不良又会进一步损害认知功能，导致病情恶化。

（1）能量

总能量限制是指在提供机体充分的营养成分基础上不发生营养不良的情况下控制每天能量摄入。能量限制可提高小鼠大脑皮层、海马区及纹状体神经元的脑源性神经营养因子水平，增强记忆和学习能力，保护神经元免受氧化代谢损伤，增强神经元再生功能，减少大脑老年斑的形成。老年人基础代谢率随年龄增加而降低，75岁时较30岁时已经下降26%。任何种类的食物或不运动导致腹部脂肪的增加对大脑都是有害的。饮食过量增加肥胖，特别是腹部肥胖，是老年痴呆的危险因素。糖尿病出现的无症状性脑局部缺血损伤也可促进认知功能恶化。

（2）蛋白质

蛋白质是维持大脑功能活动的第一物质，蛋白质缺乏是老年痴呆发生的危险因素之一。

（3）糖类

糖类是脑细胞活动所需能量的主要来源，老年痴呆患者的糖代谢率低，适量给予葡萄糖可提高患者的记忆力。

（4）脂肪酸

膳食中脂肪酸的摄入可能与认知功能及某些神经系统疾病有关。饱和脂肪酸、反式脂肪酸、胆固醇水平与痴呆或认知损伤之间呈正相关。近期笔者用一种含有中链脂肪酸的膳食辅助治疗早期的阿尔茨海默病的研究结果表明，中链脂肪酸能增加血酮体可保护神经细胞，改善阿尔茨海默病患者的记忆力降低问题。因为脑神经细胞并不是只能以葡萄糖为唯一的能量来源，它也可以利用酮体。椰子油富含中链脂肪酸。一名美国儿科医生写了一本书，专门介绍了用椰子油治疗她丈夫的老年痴呆症的过程。经过3年的试用和系统的观察，她得出了椰子油在体内产生的酮体对失智者有效的结论。她也发现市售的中链脂肪酸油也可以在体内产生酮体而对老年痴呆症有效。

（5）胆固醇

高胆固醇血症可引起认知损伤、胆碱能神经功能紊乱、炎症，是老年痴呆发生的一个危险因素。

（6）卵磷脂

卵磷脂是人体细胞膜的重要组成成分，并且参与神经递质乙酰胆碱的合成，还具有溶解胆固醇和血脂的作用，能清除附着于血管壁上的沉积物，保持血管畅通，使大脑获得足够的氧气而保持活力。因此，补充卵磷脂可减缓记忆力衰退进程，预防或推迟老年性痴呆的发生。

（7）维生素E和维生素C

维生素E是维持大脑正常功能所必需的脂溶性维生素，具有较强的抗氧化性，使大脑免受神经毒害。维生素C的存在能显著增加维生素E的抗氧化性。

（8）B族维生素

营养代谢障碍，尤其是维生素B_1、维生素B_{12}、叶酸缺乏、慢性酒精中毒等，都会引起痴呆。B族维生素缺乏会引起同型半胱氨酸在体内含量升高。高同型半胱氨酸水平可增加老年痴呆的患病风险。鸡蛋、强化谷物和某些绿色蔬菜是维生素B_2的丰富来源。叶酸是多种食物中的B族维生素，包括豆类、豌豆和坚果。

（9）微量元素

微量元素参与机体各种酶及活性物质的代谢，影响着人类的整个生命过程，对于维持人的生命活动发挥重要作用。微量元素的代谢失调与老年痴呆症有着密切的关系，某些微量元素通过作用于各种自由基、过氧化物的过量生成导致神经细胞的氧化损伤引起老年痴呆症。铜和铁具有氧化还原活性。研究发现老年斑中有铜和铁的过量沉积，铜和铁可导致淀粉样蛋白的聚集。老年痴呆症的发生与体内铝的沉积也有很大关系。铝具有神经毒性，它可通过脂质的过氧化作用导致自由基损伤，饮食饮水中铝的摄入导致老年人体内大量铝存在。

（10）植物化合物

茶多酚具有抗氧化、螯合金属离子、抑制小胶质细胞活化等保护作用和抑制神经元损伤的作用。姜黄素具有抗炎、抗氧化、清除自由基、防止神经元损伤的作用。大豆异黄酮具有植物雌激素作用，可阻止氧自由基导致的脂质过氧化及蛋白质和DNA的氧化损伤。意大利一项研究显示，有规律地通过膳食补充可可黄烷醇可能会提高老年轻度认知障碍患者的认知功能。黄烷醇类化合物是一种天然抗氧化剂，具有清除体内自由基、减少组织细胞氧化损伤的作用，可增加大脑血流量、改善血管功能、降低血压、降低血液中低密度脂蛋白水平及改善认知功能。其主要来源有茶、葡萄、苹果、含可可的食品（包括巧克力）等。

（11）膳食模式

目前，普遍认为地中海饮食和均衡饮食且适当增加一些抗氧化食物的摄入能保护大脑健康。地中海饮食的主要特点如下。① 多吃新鲜蔬菜和水果。② 较多地用豆类、坚果类来供应蛋白质。③ 每周至少吃2～3次鱼和海鲜，有足够的ω-3脂肪酸供应。④ 肉类食用量不大，而且是多吃瘦肉，少吃加工肉制品、熏烤烧烤肉等。⑤ 适量摄入奶类，主要是酸奶和牛奶，摄入奶酪数量比多数欧美国家少。⑥ 较多食用五谷杂粮和豆类，不仅仅吃精白谷物。⑦ 以新鲜自然的食材为主，很少食用精加工的食品和甜点、甜饮料。⑧ 烹饪时用植物油代替动物油，常用橄榄油。烹调时常用适量的香辛料、红酒和大蒜。地中海饮食有利于预防心脑血管疾病，预防部分癌症，预防肥胖，预防老年痴呆。

三、老年痴呆症的营养治疗及介护

老年痴呆症本身能引起饮食习惯的改变，容易导致营养缺乏、加重营养不良，影响患者康复。痴呆晚期可能会出现各种并发症，主要包括：感染（如肺部感染、尿路感染）、营养不良、褥疮等。老年痴呆症的介护（护理）要注意患者的需求，包括生理的、心理的、认知的、情感的、精神的和社会方面的需求。

1.营养治疗目的

合理补充营养，防止营养不良，以延缓老年痴呆症病理过程，维持各器官、组织的功能。

2.饮食原则

（1）少量多餐，细嚼慢咽，预防呛咳和误吸

对于身体虚弱及体重出现明显下降的老年人，正餐摄入量可能会有"早饱"现象而导致摄入量不足。应特别注意增加餐次，常换花样，保证充足的食物摄入。除三次正餐外，可在两餐中间加餐2～3次。用餐时间应相对固定。食量小的老年人，应注意在餐前和餐时少喝汤水，少吃汤泡饭。加餐可选用酸奶、牛奶、坚果、水果、蛋糕等。对于有吞咽困难的高龄老年人，可选择软食或调整饮食，将食物切碎制软，或制成糊状饮食；进食中要细嚼慢咽，预防呛咳和误吸。

（2）摄入充足的食物，鼓励陪伴进餐

老年人也要保证平衡膳食，膳食的主体部分应当是蔬菜、豆类、水果和全麦

食物。老年人每天应至少摄入12种以上的食物。采用多种方法增加食欲和进食量，吃好三餐。早餐宜有2种以上食物，1个鸡蛋，1杯牛奶，另有蔬菜或水果。中餐和晚餐宜有两种以上主食，1～2个荤菜，1～2种蔬菜，1个豆制品。饭菜应色香味美、温度适宜。如果发现老年人体重进行性下降，即越来越瘦，或者短时间内体重下降很多，就意味着可能进食量太少或消化吸收有问题，应主动去体检和营养咨询，以找出原因加以调整改进。食谱改进的基本原则是增加鱼虾、瘦肉、鸡肉、蛋类和奶类的摄入，保证主食类食物的摄入。对于有贫血、骨质疏松或其他营养素缺乏的老年人，建议在营养师和医生的指导下，选择适合的肠内营养制剂或营养补充剂。

（3）摄入足够优质蛋白质，维持适当身体活动量，延缓老年肌少症

应保证摄入生理价值高的优质蛋白。蛋白质摄入量为每天每千克体重1.2～1.5g，其中动物性优质蛋白应占蛋白质总量的50%左右。以体重60kg的人为例，每天应摄入72～90g蛋白质，有助于减少肌肉（其主要成分是蛋白质）衰减。含蛋白质的食品要求易消化，并切细煮软。延缓肌少症的有效方法是吃动结合：一方面要增加摄入富含优质蛋白质的瘦肉、海鱼、豆类等食物，另一方面要进行有氧运动和适当的阻抗运动。富含亮氨酸等支链氨基酸的优质蛋白质，如乳清蛋白及其他动物蛋白，更有益于预防肌少症。因此，老年人食谱不能过于清淡，应三餐均匀摄入适量的鱼、肉、蛋、奶、大豆制品，这样才能最大限度地刺激肌肉蛋白质的合成，增加并保持肌肉质量，蛋白质摄入量不足的老年人可以补充乳清蛋白质粉。

（4）多选择有助于提升记忆功能、可能延缓痴呆症发作的食物

① 每天新鲜蔬菜300～500g，新鲜水果200～350g。深色果蔬具有较好的抗氧化、抗自由基作用。其中绿叶蔬菜富含维生素K（叶绿素）、叶酸、α-生育酚、叶黄素和β-胡萝卜素，也是硝酸盐的主要膳食来源。此外，它们含有山奈酚等类黄酮物质。研究认为，每天只需食用80～100g的绿叶蔬菜，就可以帮助延缓由于年龄增长而带来的认知功能下降。绿叶菜主要指叶子颜色浓绿而且叶子所占比例比较大的蔬菜，包括小白菜、油菜、油菜薹、芥蓝、芥菜、苋菜、菠菜、茴香、茼蒿、西洋菜、香菜、小葱、韭菜、青蒜、苦菊、油麦菜、绿生菜等，也包括芦笋和西蓝花。

② 富含维生素B_{12}的食物，如贝类、动物肝脏或大豆。发酵后的豆制品也可产生大量维生素B_{12}，尤其是臭豆腐含量更高。选择维生素B_{12}强化的食品或补充剂，保证达到每天推荐量（成人每天2.4μg）。常食大豆制品不仅可以摄取充分的植物蛋白，预防高脂血症、动脉硬化，还有抗癌及预防老年性痴呆等功效。

③ 富含维生素E的食物，首先有植物油、坚果，其次在谷物、鸡蛋黄、蔬菜

和水果中的含量也很高，每天可进食28g（一小把）坚果或种子类食物。

④ 富含钙、锌、硒等矿物质的食物，如海产品、豆类、贝壳类、乳类等。鲭鱼、金枪鱼、鲑鱼及某些强化食品还富含维生素D。

⑤ 含植物抗氧化剂的食物蓝莓，纯的黑巧克力可以增强大脑健康。

（5）烹调油使用建议

用量在20 ~ 30g/d，应以含亚油酸丰富的大豆油、玉米油、橄榄油、芝麻油，含中链脂肪酸的烹调油等植物油代替动物油脂，不用动物油（如猪油、牛油等）。坚果类和鱼是 ω-3 脂肪酸的丰富来源。尽量减少饱和脂肪酸和反式脂肪酸的摄入量。饱和脂肪酸主要存在于动物油中。反式脂肪酸在小吃糕点和油炸食品中多见。

（6）食用胆碱和烟酰胺丰富的食物，可能对老年痴呆有帮助

卵磷脂是脑内转化为乙酰胆碱的原料，是神经元之间依靠化学物质传递信息的一种最主要的"神经递质"，可增加记忆力和思维分析能力，使人变得聪明、睿智，并可延缓脑力衰退。含胆碱丰富的食物如蛋、蛋黄、动物肝脏、大豆及其制品、麦麸、干酪、大麦、玉米、稻米、小米、芝麻、山药、蘑菇、花生、啤酒酵母等。含烟酰胺丰富的食物有动物肝脏、肾脏、瘦肉等。

（7）尽量避免使用增加膳食铝的炊具、抗酸剂、发酵粉或其他产品。

（8）多摄入有益大脑的微量元素

一些微量元素可通过对细胞膜上的酶产生催化作用、抗氧化作用和其他多种途径对大脑发挥保护作用，而且可改善大脑的记忆和认知功能，多吃富含锌、锰、硒、锗类的食物，如海产品、贝壳类、鱼类、奶及奶制品、豆类、坚果类、蚕蛹、大蒜、蘑菇等食物，对防治老年痴呆有益。

（9）适当补充水分

获得足够的液体来保持我们身体的水平衡对生命至关重要。人体内水分约占体重的三分之二，身体通过出汗、排尿等排出水分，老年人身体对缺水的耐受性下降，如果饮水不足会迅速脱水，甚至不能够维持健康的血容量，导致血压下降，细胞内的营养物质会很快耗尽。因此要少量多次，饮用温热的白开水，每次50 ~ 100mL，清晨1杯温开水，睡前1 ~ 2小时1杯温开水。但如果老年人有心肾功能不全，或水肿表现，应在医生的指导下控制水摄入量。

3. 营养介护

老年痴呆患者经常会忘了刚刚才吃过东西，或者忘了应如何使用餐具。对于晚

期患者也许需要他人喂食。部分患者可能会因身体疾病而出现无法咀嚼及吞咽的问题。轻度痴呆症患者的饮食照料主要是保证患者摄入的饮食结构合理（易消化、多品种）、营养充分，同时还应注意患者饮食过程中的异常现象，如呛咳、误吸、噎食；中、重度痴呆症的饮食护理则应重视饮食过程中的安全性问题和给予必要的辅助措施。家人或护理人员在照顾或护理时要注意以下几点。

① 要想方设法辅导患者如何进食，以尽可能保持其日常生活能力，延缓功能衰退。

② 准备一些容易拿在手上，让患者吃起来容易并且不会弄脏自己的食物。

③ 将食物切小制软，给予半流质饮食，预防患者噎食或呛咳误吸。

④ 提醒患者吃得慢一点，不宜催促，以防噎食或食物误入呼吸道引起窒息。

⑤ 要注意患者可能逐渐丧失对冷热的感觉，因此吃饭的时候要注意食物或汤汁不要太热，以防造成患者口腔烫伤。

⑥ 有时候可以帮助患者喂食部分食物，但要尽量维持他独立进食的能力。

⑦ 无法吞咽的轻到中度老年痴呆症患者，可以根据患者的咀嚼和吞咽困难程度，制作成不同稠稀度的吞咽调整饮食。

⑧ 如果有营养摄入不足，可部分经口补充肠内营养制剂；如果营养摄入不足是由可逆原因导致的，又无法经口进食，可以短期管饲喂养，以度过经口摄入不足的危险期。

⑨ 还要做到：情感支持，鼓励、安慰、体贴别人，多与患者交流。回答患者的问题，尽可能简单明了，以免使患者迷惑。患者生气和发怒时不必争执。如果患者吵闹，应冷静坚定地予以劝阻。不要经常变换对待患者的方式，使患者无所适从。尽可能提供有利于患者定向和记忆的提示或线索，如日历，使用物品标注名称、厕所等。

第三节

脑卒中的营养治疗及介护

一、关于脑卒中

脑卒中特指急性脑血管病，是指急性发病的脑局部血液循环障碍所导致的神经功能缺损综合征，症状持续时间至少24小时。脑卒中由脑梗死、脑出血、蜘蛛膜下出血引起，其中由脑梗死引发的脑卒中约占60%。脑梗死分为由心律不齐等心脏病引发的血栓，堵塞脑血管导致的心源性脑栓塞和因动脉硬化引起的微血栓性脑梗死及脑内细小血管堵塞产生的腔隙性梗塞。脑卒中具有发病率高、致残率高、病死率高和复发率高的"四高"特点。

脑卒中患者常常会伴随一系列症状，如失语症、构音障碍、感觉障碍、焦虑和抑郁、吞咽障碍等。其中吞咽障碍是脑卒中后较常见的症状之一，由脑卒中引起的吞咽障碍有两大特点，即诱因繁多和病发后有可能康复。脑卒中后吞咽障碍患者如果不能及时发现和治疗，会出现一系列并发症，增加误吸性肺炎、支气管肺部感染、脱水及营养不良的风险。脑卒中的发生和转归是多因素的，发病后脑损害的恢复是建立在人体内环境稳定的基础上，其中机体的营养状态直接影响脑卒中的转归。

二、脑卒中与营养不良

脑卒中的发生和转归是多因素的。脑卒中后脑损害的恢复是建立在人体内环境稳定的基础上，其中机体的营养状态直接影响脑卒中的转归。营养不良是影响脑卒中患者预后的独立危险因素。

吞咽障碍是脑卒中常见的并发症，吞咽障碍会影响患者水和营养的摄取，会导致营养不良。吞咽障碍是指不能将食物或液体从口腔安全送至胃内并且不发生误吸，也包括口准备阶段的异常，如咀嚼和舌运动异常等。常见的临床表现：① 流口水，低头的时候明显。② 饮水呛咳，吞咽时或吞咽后咳嗽。③ 进食时发生哽噎，有食物粘着咽喉的感觉。④ 吞咽后口腔食物残留，在吞咽时可能会有疼痛症状。⑤ 频发的清嗓动作，进食费力、进食量减少、进食时间延长。⑥ 有口、鼻返流，进食后呕吐。⑦ 说话声音沙哑，变湿。⑧ 反复发热、肺部感染。⑨ 隐性误吸，或者经常性微误吸。

三、脑卒中的营养治疗及介护

1.营养治疗目的

采用合理的补充营养途径，积极纠正营养不良，维持各器官、组织的功能，减轻症状、防治并发症和协助恢复的目的。

2.营养治疗原则

① 急性卒中患者开始进食前，应由专业人员进行营养风险筛查、吞咽功能筛查，对存在营养风险、吞咽障碍筛查异常的患者应进行临床营养评估和吞咽功能评价，并据此制订个体化管理方案。治疗方法主要包括食物质量与性状的改进、改变体位与姿势的代偿性方法及吞咽障碍的康复治疗技术等。

② 能够经口进食的患者采用平衡膳食。按照中国营养学会膳食指南的推荐，每天摄入谷薯类，蔬菜、水果类，肉、禽、鱼、乳、蛋类，豆类，油脂类食品。做到主食粗细搭配。要尽量采取少油的烹调方法，多用蒸、煮、炖、拌、氽、煨、烩等，制作成易于消化的饮食。少量多餐，尽可能减少发生误吸的风险，降低发生吸入性肺炎的风险。脑卒中患者在食物摄入受限时可适当补充含有多种维生素、矿物质和微量元素的特殊医学用途配方食品，以满足日常代谢需求。

③ 对有吞咽困难的脑卒中患者，针对吞咽障碍的程度，采用调整食物的性状，即将固体食物改成泥状或糊状。脑卒中后大部分吞咽障碍患者最容易误吸的是稀液体，向稀液体内加入增稠剂以增加黏度，可减少误吸，增加摄入量。注意在结构改变的食物中强化可能丢失了的营养成分，尽量使食物能引起患者食欲。

④ 有合并症的脑卒中患者营养建议：合并糖尿病的患者，应适量补充维生素B_6、叶酸和维生素B_{12}，以降低患者同型半胱氨酸水平，并使随机血糖控制在10mmol/L以下；合并高血压的患者，应低盐低钠饮食；合并脂代谢紊乱的患者，可以给予富含ω-3多不饱和脂肪酸的食物；合并神经病变的患者，应适量补充叶酸、维生素B_{12}；合并吸入性肺炎、应激性溃疡、吞咽障碍等，应听从临床医生和（或）营养师的指导意见，给予肠内或肠外营养。

⑤ 管饲的能量及营养素推荐摄入量：a.能量。脑卒中患者能量摄入建议为20 ~ 30kcal/（kg·d），再根据患者的身高、体重、性别、年龄、活动度、应激状况进行系数调整。稳定期患者的能量供给量可与正常人相同，体重超重者应减少能量供给。b.蛋白质。蛋白质摄入量至少1g/（kg·d），存在分解代谢过度的情况下（如有压疮时）应将蛋白质摄入量增至1.2 ~ 1.5g/（kg·d）。动物蛋白与植物蛋白比例为1：1左右。c.脂肪。总脂肪能量占一天摄入总能量的比例不超过30%，对于血脂异常的患者，不超过25%。饱和脂肪酸能量占一天摄入总能量的比例不超过7%，反式脂肪酸不超过1%。ω-3多不饱和脂肪酸摄入量可占总能量0.5% ~ 2%，ω-6多不饱和脂肪酸摄入量可占总能量2.5% ~ 9%。d.糖类。在合理

控制总能量的基础上，脑卒中患者膳食中糖类应占每天摄入总能量的50% ~ 65%。e.维生素、矿物质。均衡补充含多种维生素和矿物质的食品和特殊医学用途配方食品，尤其是富含维生素B_6、维生素B_{12}、维生素C、叶酸等的食品，预防微量元素的缺乏并降低患者的发病风险。f.膳食纤维。脑卒中患者膳食纤维每天摄入量可为25 ~ 30克，卧床或合并便秘患者应酌情增加膳食纤维摄入量。g.水。无限制液体摄入状况下，在温和气候条件下，脑卒中患者每天最少饮水1200mL，对于昏迷的脑卒中患者可经营养管少量多次补充，保持水电解质平衡。当脑卒中患者存在心、肺、肾功能不全时，需要控制液体入量的患者可采用高能量密度的营养配方。

3.营养介护

（1）管饲营养介护

① 管饲前注意观察患者肠鸣音、腹胀等情况，鼻饲前15分钟进行翻身、拍背及体位排痰。有痰不能自行咳出患者先吸尽气道内痰液、分泌物后再进行鼻饲。

② 鼻胃管的管饲前均回抽胃液确定鼻胃管是否在胃中，有无鼻胃管移位，有无堵管，有无咖啡色回抽液。

③ 管饲时抬高床头35 ~ 45度，并保持至餐后30 ~ 60分钟。防止因体位过低食物逆流发生误吸。营养液温度控制在40℃左右，避免冷热刺激而至胃痉挛造成呕吐，引起误吸。

④ 营养液容量从少到多，即首日500mL，尽早（2 ~ 5天内）达到全量；速度从慢到快，即首日肠内营养输注每小时20 ~ 50mL，次日起逐渐加至每小时80 ~ 100mL，12 ~ 24小时内输注完毕；应用营养泵控制输注速度。

⑤ 每3 ~ 4小时检查一次胃潴留量，若>150mL，则暂停管饲2 ~ 4小时。继续观察，每2小时抽吸一次，直到胃内残留液 < 100mL，再继续鼻饲。管道每4小时用20 ~ 30mL温水冲洗管道1次，每次中断输注或给药前后用20 ~ 30mL温水冲洗管道。

（2）呕吐和腹胀并发症的干预策略

① 减慢输注速度和（或）减少输注总量，同时寻找原因和对症处理，仍不缓解时改为肠外营养。

② 腹泻（稀便>3次/天或稀便>200g/d）。减慢输注速度和（或）减少输注总量，予以等渗营养配方，若腹泻明显，不能耐受须停止使用肠内营养制剂。

③ 便秘（大便0次/3天）。加强补充水分，选用含有不可溶性膳食纤维营养配

方，必要时予以通便药物、低压灌肠或其他排便措施。

④ 上消化道出血（隐血试验证实）。临时加用质子泵抑制剂。血性胃内容物 < 100mL 时，继续全量全速或全量减速（20 ~ 50mL/小时）喂养，每天检测胃液隐血试验1次，直至2次正常；血性胃内容物 >100mL 时，暂停喂养，必要时改为肠外营养。

⑤ 胃肠动力不全。每4 ~ 6小时监测胃残余量，有助于发现患者是否存在误吸风险，胃残留液 >100mL 时，加用氯普胺、红霉素等胃动力药物暂停喂养，超过24小时仍不能改善时，改为鼻肠管或肠外营养。

（3）经口进食患者食物选择的营养介护

① 平衡膳食的食物选择。脑卒中患者基本的能量来源是谷类和薯类，根据患者的病情特点优选低糖、高膳食纤维的食物种类。保证谷类和薯类食物的每天摄入量在150 ~ 250g。尽量少用精白谷物（白米白面制作的食物）。优选低糖、高膳食纤维的种类，如莜麦、荞麦、玉米面、小米、燕麦、麦麸、糙米、红小豆、绿豆等，以提供足够的慢消化淀粉，还有几倍于精白米面的钾、镁、维生素 B_1、维生素 B_2、膳食纤维和多种抗氧化物质。

② 为保证蛋白质及整体营养素摄入的均衡性，脑卒中患者要适当摄入一定的动物性食品，如禽畜肉类、鱼虾类、蛋类、奶类及奶制品。平均每天吃40 ~ 75g 瘦肉，优选低脂肪高优质蛋白的食物种类，如鸽肉、火鸡腿、鸡胸肉、牛里脊、猪里脊等。每天蛋类的摄入量在25 ~ 50g。每天饮300g 奶或相当量的奶制品，主要是牛奶和酸奶。

③ 每天摄入25g 黄豆或相当量的豆制品。优选黑豆、黄豆、豆浆、豆腐、豆汁等。

④ 每天新鲜蔬菜摄入量为300 ~ 500g，要有50% 是深绿色叶菜，如菠菜、油菜、空心菜、生菜、莴笋叶等。多吃蔬菜可以得到充足的维生素C、叶酸、钾、钙、镁、膳食纤维，以及多种抗氧化物质。血糖不高的老年脑卒中患者每天水果摄入量为200g 左右。

⑤ 坚果每周可摄入50g 左右。优选开心果、大杏仁、白瓜子、核桃等。

⑥ 烹调油以植物油为主，用量在每天25 ~ 30g。

⑦ 不宜吃含盐高的菜品或腌制品，如咸肉、咸菜、熏酱食物等。食盐应不超过每天5g，如果合并高血压，每天应不超过3g。不宜吃辛辣调味品及浓茶等刺激食物。限制饮酒。尽量不吃甜食，喝甜饮料。

第四节

失眠的营养治疗及介护

睡眠是人体精力和体力恢复的过程，是人体基本生理需要，人类生存的必要条件，获得健康的必要因素。健康睡眠者能迅速入睡并保持睡眠持续而且安稳，睡醒后感觉精力充沛，头脑清晰，可以消除疲劳，延缓衰老。老年人睡眠质量随着年龄的增长和身体功能的衰退而下降。睡眠障碍严重危害老年人的身心健康和安全，长期的睡眠障碍还会降低其生活质量，导致精神疾病和跌倒的发生，影响老年人的寿命。

一、关于睡眠及失眠

1.正常睡眠阶段的划分

睡眠由生物钟、睡眠-觉醒体内平衡机制及意志行为所控制。哺乳动物的睡眠过程分为非快速眼球运动睡眠和快速眼球运动睡眠。非快速眼球运动睡眠又可分为4个阶段，其中第3、4阶段即深度睡眠，以脑电图 σ 慢波为主要特征，深度睡眠有助于恢复体力、促进生长；快速眼球运动睡眠以脑电图低幅快波、肌肉松弛、心率加快为特征，与梦境及学习记忆有关。

2.睡眠与神经递质

睡眠受中枢神经系统的主动调节，与特定脑结构及中枢神经递质的作用密切相关。与睡眠相关的神经递质主要有谷氨酸、γ-氨基丁酸、5-羟色胺、多巴胺、乙酰胆碱、去甲肾上腺素、组胺等。谷氨酸系统和γ-氨基丁酸系统广泛分布于大脑及小脑，参与睡眠-觉醒周期的调节，其中谷氨酸为兴奋性递质系统，γ-氨基丁酸则会抑制递质系统。5-羟色胺、多巴胺等递质系统位于大脑的特定部位，尤其是大脑边缘系统，参与情绪、行为、记忆等多种生理功能的调控。γ-氨基丁酸可延长非快速眼球运动睡眠，乙酰胆碱能激发快速眼球运动睡眠，去甲肾上腺素、多巴胺、组胺则与觉醒相关；5-羟色胺是褪黑素的前体物质，可阻止或缩短快速眼球运动睡眠，增加慢波睡眠，但过量的5-羟色胺引起唤醒。而目前大多用于治疗失眠的药物以 γ-氨基丁酸受体为靶点，如苯二氮䓬类药物、巴比妥类药物等。

3.老年人的睡眠特点

老年人由于中枢神经系统结构和功能的变化，如神经元的脱失和突触减少等，睡眠周期节律受到影响；老年人的核心体温、皮质醇和褪黑素节律发生变化，导致睡眠调节功能下降，这与大脑随着年龄的变化有关系。主要表现为睡眠时间改变和睡眠结构变化，60～80岁健康老年人虽就寝时间平均为7.5～8小时，但睡眠时间平均为6～6.5小时；觉醒次数及时间增加，睡眠潜伏期延长，总睡眠时间及睡眠效率降低。浅睡眠时间延长，而深睡眠时间缩短，60岁以上的老年人深睡眠占总睡眠时间的10%以下，出现夜间睡眠间断，夜间睡眠肢体活动频率增加，更容易被叫醒。老年人的睡眠是碎片化的，较轻的，其特点是唤醒和觉醒的发作。

4.老年性失眠

失眠通常指患者对睡眠时间和（或）质量不满足并影响日间社会功能的一种主观体验。失眠表现为入睡困难（入睡时间超过30分钟）、睡眠维持障碍（整夜觉醒次数>2次）、早醒、睡眠质量下降和总睡眠时间减少（通常少于6小时），同时伴有日间功能障碍。失眠和白天嗜睡是老年人常见的睡眠问题。失眠既是症状，又是疾病。按照表现形式，失眠可分为五类，分别为入睡困难、浅睡易醒、早醒、睡醒后无休息感和混合性失眠；按照病程，可分为急性和慢性两类；按照病因，又可分为原发性（包括特发性、心理生理性、矛盾性和无休息感性失眠）、相关性（因神经精神疾病、内科疾病、物质成瘾、环境及不良卫生习惯所致）和共病性失眠（合并睡眠相关性呼吸障碍、运动障碍或异态睡眠）。老年人的慢性睡眠问题，会导致注意力受损，短期记忆困难，反应时间增加，可能出现认知能力差，白天嗜睡和功能受损，且焦虑、疲劳、躯体疼痛或不适水平增加。睡眠不足易催人衰老。尤其是老年人长期睡眠不好，可明显增加老年痴呆症的发生。

二、失眠与营养

缺乏睡眠可导致疲倦、易怒和日间活动障碍，增加老年人抑郁症、焦虑症的风险；此外失眠还会影响食欲，导致体重下降和机体免疫功能下降，增加心血管疾病的风险。睡眠受中枢神经系统的调节，一些食品、营养素及药食同源的药用植物中含有许多化学物质、氨基酸、酶、营养物质和激素，可以通过调节神经系统改善睡眠质量。

1.营养素与睡眠

（1）宏量营养素与睡眠

① 糖类：糖类种类多样，对睡眠影响存在差异。通常认为，升糖指数高的食物可延长睡眠时间，缩短入睡所需时间。研究发现，早于睡前1小时摄入高升糖指数的食物对睡眠更为有利，且升糖指数高的固体食物比液体食物效果更佳。

② 蛋白质：蛋白质中的氨基酸对睡眠有影响。色氨酸是一种必需氨基酸，它是5-羟色胺的前体，也是一种镇静作用的氨基酸。不同来源的色氨酸其体内代谢途径有所差异，从而造成其功能活性的不同。色氨酸是大脑制造血清素的原料，而血清素是一种神经传导物质，它能让人心情舒畅，减缓神经活动，从而引发睡意。但人体不能合成色氨酸，必须从食物中摄取，小米、牛奶及其制品、豆类等食物富含色氨酸，对于精神过度亢奋而不能入眠者，临睡前喝1杯温热牛奶或1碗热的小米粥有助安眠。甘氨酸是中枢神经系统的抑制性神经递质，可以缩短入睡时间，其可能的机制是促进血管舒张、降低核心温度、增加前额皮质细胞外5-羟色胺释放，使大脑活动受到暂时的抑制，从而有助入睡。

③ ω-3多不饱和脂肪酸：食物中的ω-3多不饱和脂肪酸主要是α-亚麻酸（ALA）、二十碳五烯酸（EPA）和二十二碳六烯酸（DHA）。α-亚麻酸是必需脂肪酸，人体不能合成，也不能从其他的脂肪酸转化而来，因此必须从食物中摄入。α-亚麻酸主要存在于植物油中，可转变生成DHA和EPA。DHA和EPA主要存在于鱼油及其他海洋生物中。来自鱼油的ω-3多不饱和脂肪酸能降低血压和降低三酰甘油水平，有益心脏，还可以改善健康人群的记忆力和反应力，降低老年痴呆的发病风险。

④ 营养素配比对睡眠的影响：摄食可诱发睡意，其程度与宏量营养素的配比相关。有研究发现，高糖低脂餐和低糖高脂餐均能增加快速眼球运动睡眠，其中高糖低脂餐更为显著，而极低糖高脂餐会增加慢波睡眠时间。

（2）微量营养素与睡眠

① B族维生素：维生素B_{12}有维持神经系统健康、消除烦躁不安的功能，也有助于改善阿尔茨海默患者的睡眠质量。维生素B_{12}影响褪黑素分泌，服用不同剂量的维生素B_{12}有益于改善健康人的睡眠-觉醒节律，缓解睡眠周期延迟症候群。维生素B_6是色氨酸合成5-羟色胺所必需的辅酶，在神经递质的合成过程中必不可

少，也对健康睡眠有辅助作用。缺乏维生素B_6会导致失眠、焦虑和思维混乱。维生素B_1可调节植物神经功能紊乱，降低大脑皮层的兴奋性，并有利于缓解疲劳。维生素B_6和维生素B_1、维生素B_2协同作用，将色氨酸转换为烟酸，减轻焦虑易怒的症状，改善忧郁症导致的失眠。

② 烟酸：可以增加烟酰胺腺嘌呤二核苷酸的含量，可以增加健康人的睡眠，并能够改善中度及重度睡眠障碍患者的睡眠质量。

③ 镁和钙：镁能通过活化5-羟色胺、N-乙酰转移酶促进褪黑素合成，并增加褪黑素从松果体中的释放。此外，硫酸镁对γ-氨基丁酸有激动剂效应，具有镇静作用。镁是矿物质中的常量元素，在常量元素中又是需求量最少的一种，一般情况下不容易缺乏，但如果膳食结构长期不均衡，则容易导致镁的摄入缺失。钙能帮助大脑利用色氨酸制造褪黑素，而它是与睡眠节奏相关的一种重要激素。钙缺乏可能会导致深睡眠的不足或缺乏，容易出现肌肉酸痛及失眠的问题，钙和镁并用，成为天然的放松剂和镇定剂。补钙和补镁不一定能解决所有的失眠问题，但缺乏钙和镁可能会导致失眠问题。

（3）食品与睡眠

一些日常食用的食品也与睡眠及睡眠质量相关。一项研究发现大米与良好的睡眠显著相关，然而面包与睡眠质量无关，这可能与大米的升糖指数高有关。通常认为牛奶有改善睡眠的作用，这也是与牛奶的成分有关。产于夜间暗处的牛奶含有更多的褪黑素，在双盲试验中表现出对老年人有更好的催眠作用，并能改善次日的日间活动。经瑞士乳杆菌发酵的牛奶能减少觉醒次数。麦芽及小麦粉可增强牛奶的催眠作用，可能与小麦发芽过程中生成一系列与地西泮结构相似的化合物有关。

（4）药食同源植物与睡眠

我国传统医学中有多种改善睡眠的中药。在具有镇静催眠作用的药材中，酸枣仁、百合、龙眼和茯苓既可用作食品，又可用作药品。

酸枣仁：酸枣仁即酸枣的种子，扁椭圆形，长5～7mm，宽5～7mm，厚2～3mm，红棕至紫褐色。经炮制后可作药用，种皮脆硬，可有裂纹，气微，味淡。酸枣仁含有生物碱、多种氨基酸和微量元素等成分。可治疗"烦心不得眠"，是中药复方酸枣仁汤是主要成分。酸枣仁可以增强5-羟色胺的作用，其中镇静催眠有效成分是酸枣仁皂苷。

百合：是多年生草本球根植物，鳞茎含丰富淀粉，可食，亦作药用。每100g鲜百合鳞茎含蛋白质3.2g，脂肪0.1g，糖类38.8g，钾510mg，钙11mg，镁43mg。除含有B族维生素、维生素C等营养素外，还含有一些特殊的营养成分，如秋水仙碱等多种生物碱。中医学认为百合具有"安心定胆益智，养五脏，治颠邪狂叫惊悸"的功效。

桂圆：又称龙眼，为无患子科植物，果供生食或加工成干制品，肉、核、皮及根均可作药用。每100g鲜桂圆果肉中含蛋白质1.2g，脂肪0.1g，糖类16.6g，钙6mg，镁10mg，钾248mg，还有维生素B$_1$、维生素B$_2$、维生素B$_6$、多种氨基酸、皂素、腺苷、腺嘌呤、尿苷和胆碱等，这是其强大滋补能力的来源。桂圆有益脾、健脑的作用，故亦入药，适用于思虑过度引起的神经衰弱、健忘失眠、头晕乏力等人群，用于调整大脑皮质功能，改善失眠、健忘症等。桂圆4～6枚，莲子、芡实少许，加水炖汤睡前饮用，或者用桂圆4～6枚开水冲泡睡前饮用，可以有效缓解失眠。

茯苓：茯苓是一种寄生在松根上的真菌，是茯苓菌核中间带松根的部分。古人以为其是松树精华化生的神奇之物，故称之为茯灵（茯苓）、茯神。每100g茯苓含蛋白质1.2g，脂肪0.5g，糖类82.6g，钾58mg，钙2mg，镁8mg，还含有B族维生素等营养素。从营养角度来说，茯苓含有茯苓多糖、茯苓酸，还含有一些蛋白质和软磷脂，因而茯苓具有提高免疫力、控制血糖的作用。茯苓还有健脾和胃、利水渗湿、宁心安神的作用。中药茯苓"久服，安魂养神"，可缓解失眠。

（5）食用天然香料与睡眠

一些芳香植物及其挥发油的香味有缓解焦虑、改善情绪的作用。国外的传统药用芳香植物或其挥发油脂中，薰衣草油和香蜂草具有一定的镇静催眠作用。

① 薰衣草油：薰衣草油是由薰衣草提炼而成。薰衣草最早被古希腊人所用。挥发性的薰衣草油中最主要的活性成分为芳樟醇。薰衣草精油蒸气具有镇静作用，吸入薰衣草油或单独吸入芳樟醇均可以减少交感神经系统活性，降低血中去甲肾上腺素和多巴胺水平。体外实验发现芳樟醇可改善脑γ-氨基丁酸受体的功能，并在较低剂量条件下抑制谷氨酸受体，具有镇静活性。可以利用薰衣草油对皮肤进行美容和保养，还有清热解毒之功效，同时对于高血压、失眠都有辅助治疗作用，对于风湿痛起到缓解的作用。

② 香蜂草：16世纪的科学家认为，香蜂草可以"驱走心头的愁云"，睡前饮用一杯香蜂草茶仍是现代治疗失眠的流行方法。一项对照临床试验发现，一次性服用600～1600mg干燥的香蜂草可在随后1～6小时表现出对人体的镇静作用。

三、失眠的营养治疗及介护

许多食物中含有的营养物质、化学物质和其他化合物，有助于控制人体的睡眠周期。食物中的色氨酸、褪黑素、γ-氨基丁酸、5-羟色胺、鸟氨酸、钙、钾、镁、锌、铜、维生素B$_6$、叶酸、维生素D等都是参与调节睡眠周期的物质，所以需要选择对睡眠的最佳的食物进行搭配。

1.养成生活规律，三餐定时定量的习惯

（1）餐餐有主食，粗细搭配

粗粮比例应达到1/3。粗粮是指全麦面粉、糙米、燕麦、玉米、小米、青稞、荞麦、薏米、藜麦、高粱米等，可以做粥、做饭、做面食、做小食。粗粮含有丰富的B族维生素，对于经常失眠的老年人，可适当吃一些小米、红豆、黑豆、绿豆、薏苡仁、燕麦等粗粮来提高睡眠质量。主食进食总量应取决于体重（是否肥胖）和体力活动（是否从事体力劳动或经常运动）。肥胖的老年人和体力活动较少的人要少吃主食；偏瘦的老年人和运动多的老年人要多吃一些主食。另外，土豆、红薯、芋头、山药等薯芋类也属于主食。

（2）每天应至少摄入12种食物

采用多种方法增加食欲和进食量，吃好三餐。早餐宜有1～2种以上主食、1个鸡蛋、1杯奶，另有蔬菜和水果。中餐、晚餐宜有2种以上主食，1～2个荤菜、1～2种蔬菜、1个豆制品，20克杏仁或核桃。杏仁含有高剂量的褪黑素，这种激素有助于调节睡眠和清醒周期。杏仁还含有丰富的镁和钙，这两种矿物质有助于促进肌肉放松和睡眠。核桃含有一些促进和调节睡眠的化合物，包括褪黑素、血清素、镁、钾、叶酸和钙。

（3）维持适宜体重

增加户外活动时间、多晒太阳。

（4）不宜过饱

饮食过饱是最常见的失眠原因之一。合并有高血压、冠心病、动脉硬化等疾病的老年人，不宜吃得过饱尤其是晚餐，最多只能吃八成饱。

（5）细软食物巧制作

将食物切小切碎，或延长烹调时间；肉类食物可切成肉丝或肉片后烹饪，也可剁碎成肉糜做成肉丸食用，鱼虾类可做成鱼片、鱼丸、鱼羹、虾仁等。坚果、粗杂粮等坚硬食物可碾碎成粉末或细小颗粒食用。多采用炖、煮、蒸、烩、焖、烧等烹饪方法，少煎炸、熏烤等。高龄和咀嚼能力下降的老年人，饭菜应煮软烧烂，如软

饭、稠粥、细软的面食等。

2.餐餐有蛋白质食物

蛋白质食物是指鱼、肉、蛋、奶和大豆制品。这些食物营养价值高，不但提供优质蛋白，还提供维生素和矿物质，如钙、铁、锌、维生素A、B族维生素等，是人体营养的重要保障。老年人要吃足量的蛋白质食物，适当选择维生素D含量较高的食物如动物肝脏、蛋黄等，这些都含有利于睡眠的色氨酸和多种微量营养素。

早餐可以用奶制品、蛋类、大豆制品等提供优质蛋白质；午餐和晚餐可以用畜禽肉类、鱼虾类、蛋类、大豆制品等提供蛋白质。加餐则可选用奶类、坚果类等提供蛋白质。含脂肪多的海鱼可能有助于改善睡眠，因为它们是维生素D和ω-3脂肪酸的良好来源，这两种营养素有助于调节血液中5-羟色胺，而5-羟色胺主要负责建立固定的睡眠和清醒周期。

喝温牛奶是治疗失眠的常用家庭疗法。牛奶含有四种促进睡眠的化合物：色氨酸、钙、维生素D和褪黑素。牛奶250mL含钙约300mg，还含有维生素B_6，睡前1小时可以喝1杯温牛奶或酸奶。睡前喝一杯温牛奶会有一种放松的感觉。

老年人每天应该吃大豆及其豆制品，它们是钙的良好来源。若以蛋白质的含量来折算，15g大豆相当于35g豆腐干、45g北豆腐、115g内酯豆腐或220g豆浆。卤水豆腐同时也是镁的良好来源。

海带和虾皮：海带25g含钙约90mg，并且海带还能降低血脂，预防动脉硬化。虾皮含钙量更高，25g虾皮约含钙250mg。

3.餐餐有新鲜蔬菜

绿叶蔬菜富含镁，还富含维生素K（叶绿素）和叶酸，在蔬菜中α-生育酚含量最高，也富含叶黄素和β-胡萝卜素。此外，它们含有山奈酚等类黄酮物质。每天食用300~500g（可食部分净重）的新鲜蔬菜对大脑健康有益。

保证新鲜，不用或少用腌制蔬菜、长期存放的蔬菜。多选深颜色蔬菜，包括深绿色（生菜、菠菜、油菜、油麦菜、菜心、西蓝花、苦菊、芹菜、青椒等）和红黄色蔬菜（番茄、南瓜、胡萝卜、彩椒等）。多选十字花科蔬菜（油菜、白菜、甘蓝、萝卜等）和菌藻类（香菇、木耳、海带、裙带菜等）。

每天吃250g经过焯煮的绿叶菜可补充一定量的镁，特别是晚餐要吃200g焯拌或煮的绿叶菜。

质地坚硬的水果或蔬菜可粉碎榨汁食用；蔬菜可制成馅、碎菜，与其他食物一同制成可口饭菜，如菜粥、饺子、包子、蛋羹等混合食用。

如果因为牙齿问题不能吃绿叶蔬菜，可以口服钙片和复合维生素B片。

4.水果

水果中含有许多促进睡眠的化合物，包括褪黑素、花青素、黄酮、类胡萝卜素、钾、镁、叶酸、钙。睡前吃香蕉、无花果、猕猴桃、酸樱桃、苹果、葡萄、大枣等也有一定的助眠作用。在一项小型研究中，睡前1小时吃2个猕猴桃4周的人，总睡眠时间和睡眠效率都有所提高，入睡时间也更短。酸樱桃也可以作为睡前的零食，因为它们含有丰富的膳食纤维、维生素C和维生素E，酸樱桃中的多酚类抗氧化剂也可能影响睡眠调节。樱桃的抗炎特性可能有助于减轻剧烈运动后的疼痛，改善认知功能。

5.少盐、少油、少辛辣，以食物自然味来调味，色香味美、温度适宜

避免摄入刺激性较大的食物和饮料，如辣椒、大蒜、浓茶、浓咖啡、酒等对中枢神经系统具有明显的兴奋作用，可以引起失眠，睡前不宜饮用。定期锻炼。睡前1小时不要吃很多食物，以减少消化不良和酸反流的风险。

6.营造适宜睡眠环境

室温控制在20 ~ 25℃，是最适宜睡觉的温度，相对湿度50% ~ 70%为佳。保证卧具干净，床和被子软硬适当。睡觉前把房间的灯全部关掉，拉上窗帘，窗帘要遮光透气。

第五节

老年抑郁症的营养治疗及介护

一、关于老年抑郁症

抑郁症是一种常见的精神障碍。老年抑郁症的主要表现为持久而显著的情绪低落，是一种心境障碍。广义的老年抑郁症是指存在于老年期（>60岁）的抑郁症（包括存在于老年期的原发性、复发性及继发性抑郁症），狭义的老年抑郁症特指首

发于60岁以后的不能由躯体症状或其他器质性疾病解释引起的原发性抑郁。老年抑郁症是多种病因综合作用的结果。

① 心血管疾病和神经系统疾病与老年抑郁症关系最为密切，此外，感染、肿瘤和糖尿病等也是导致老年抑郁症的重要因素。

② 中枢神经递质和神经内分泌的改变，如去甲肾上腺系统、5-羟色胺系统、乙酰胆碱系统、促肾上腺皮质系统对老年抑郁症的发病起着重要作用。

③ 体内营养素缺乏：叶酸、维生素B_{12}水平较低，同性半胱氨酸较高，ω-3脂肪酸代谢紊乱和肥胖等，是老年抑郁症的重要危险因素。

④ 某些疾病的治疗也会导致抑郁，如激素、某些抗高血压药物、肿瘤免疫抑制药物等都有可能诱发抑郁。

⑤ 老年抑郁症患者的睡眠障碍和昼夜性的心境变化：随着增龄而发生的睡眠周期的紊乱，提示老年抑郁症与昼夜节律同步障碍有关。

⑥ 人格特征：老年人的抑郁情绪与消极的认知应对方式有关，积极的认知应对有利于保持身心健康。健康老年人较多采取如"解决问题"和"寻求帮助"的积极应对方式，患有抑郁症的老年人多采用"幻想"和"退避"的消极应对方式。

⑦ 社会心理因素及家庭因素：老年抑郁症患者中，发病前50%以上的患者有应激性生活事件，其中丧失性和羞辱性事件更易促发抑郁发作。人际关系、经济压力、家庭纠纷、健康适应等应激源均与老年抑郁症的发病有关。带有打击性的负性生活事件常常是抑郁症的重要诱因，而老年期恰恰是严重生活事件的多发年龄。离退休老人失去职业，地位下降，同事关系疏远，社会圈子缩小，使老人一时难以接受现实，加之老年人心理应激能力减弱，增加了老年抑郁症的发生率。

二、老年抑郁症与营养

中枢单胺类神经递质系统功能紊乱是抑郁症的主要生理病理基础，膳食营养作为大脑的首要能量来源直接参与了相关神经递质的合成和代谢。

1.营养素与抑郁

（1）膳食脂肪酸类

食物脂肪中的ω-3多不饱和脂肪酸主要是α-亚麻酸（ALA）、二十碳五烯酸（EPA）和二十二碳六烯酸（DHA）。α-亚麻酸是必需脂肪酸，人体不能合成，必须从食物中摄入。α-亚麻酸主要存在于植物油中，可转变成DHA和EPA。DHA

和EPA主要存在于鱼、鱼油及其他海洋生物中。人群调查表明，吃鱼少的人群的抑郁症状明显高于吃鱼多的人群。ω-3多不饱和脂肪酸补充剂已经应用于临床抑郁症的治疗。坚果类食物中油脂含量高，除富含ω-3多不饱和脂肪酸和必需脂肪酸外，还含有丰富的维生素，主要为维生素A、B族维生素、维生素E、叶酸和烟酸等，坚果的摄入可对抑郁症产生有益影响。奶油、油炸制品、精制含糖食品，以及比萨饼和汉堡包等食物增加抑郁症的风险。

（2）色氨酸

色氨酸是人体必需氨基酸。膳食色氨酸缺乏会导致抑郁症发病率的上升，以及已有抑郁症状的加剧。色氨酸主要来源于大豆、小米、肉类和奶类。色氨酸经氧化脱核后可转变为5-羟色胺，主要在情绪反应、应激反应、昼夜节律、摄食等方面发挥调节作用。大量研究证实，长期在某些应激性生活事件的影响下，必然使5-羟色胺功能异常，从而直接或间接诱发抑郁症。

（3）叶酸

叶酸也叫维生素B_9，是一种水溶性维生素。叶酸与维生素B_{12}不足被认为与抑郁风险增加有关。叶酸广泛存在于各种动、植物性食物中。富含叶酸的食物为动物肝脏、豆类、酵母、坚果类、深绿色叶类蔬菜及水果。叶酸补充剂很早就被用于抑郁症的治疗。叶酸缺乏及服用抗叶酸盐物质（如抗痉挛药、酒精等）均可诱导抑郁症发作。此外，因叶酸严重缺乏而造成的巨幼红细胞贫血患者最常见的神经精神并发症也有的表现为抑郁症。

（4）维生素B_{12}

维生素B_{12}是一种较好的抗抑郁辅助药物。膳食中的维生素B_{12}来源于动物性食物，主要来源于肉类、动物内脏、鱼、禽、贝壳类及蛋类，乳及乳制品中含有少量。植物性食品中基本不含维生素B_{12}。维生素B_{12}是一种含钴复合物，主要参与体内核酸、胆碱、甲硫氨酸的合成及脂肪与糖代谢，它不仅是人体重要的营养素，还是治疗巨幼红细胞贫血的重要药物。据调查约1/4的抑郁症患者机体缺乏维生素B_{12}。

（5）维生素B_1

维生素B_1又叫硫胺素，也称抗神经炎因子。维生素B_1含量高的食物有谷类、豆类及干果类。维生素B_1发生缺乏时，会令人情绪沮丧，思维迟钝。中科院上海生命科学研究院的一项研究发现，在中国的中老年人群中，维生素B_1缺乏与抑郁症密切相关。此前还有研究证明，补充维生素B_1能改善产后抑郁症。维生素B_1缺乏导致线粒体功能紊乱和慢性氧化应激，而这两种情况均被认为是抑郁症发病的潜在机制。

（6）维生素B_6

维生素B_6为水溶性维生素，是蛋白质代谢中氨基酸脱羧酶和转氨酶的重要辅助成分。对维持正常的精神、情绪活动发挥着重要作用，其缺乏将引起血中高同型半胱氨酸血症，对中枢神经细胞产生毒害作用而引起抑郁。维生素B_6广泛存在于各种食物中，含量最高的食物为干果和鱼肉、禽肉类，其次为豆类、肝脏等。水果和蔬菜中的维生素B_6较低。

（7）维生素C

维生素C又名抗坏血酸，是水溶性维生素，是一种重要的膳食抗氧化剂，主要存在于新鲜水果和蔬菜中，如橙子、柠檬、草莓、杧果、菠萝、西红柿和西蓝花等。研究发现，抑郁症患者血液维生素C含量要低于健康人群，证明维生素C缺乏与抑郁症发病之间的紧密联系。还有研究认为，维生素C可以调控由环境压力导致的中枢神经氧化应激系统的异常，进而平复相应的抑郁症状。另一方面，维生素C还是一种重要的辅酶，参与中枢神经系统由酪氨酸到去甲肾上腺素的代谢过程，会对大脑的情绪调节有一定影响。目前认为，科学合理地补充维生素C对于抵御抑郁的发生与减缓症状具有积极作用。维生素C还能改善铁、钙和叶酸的利用，促进氨基酸中酪氨酸和色氨酸的代谢，增强机体的抗应激能力和免疫力。

（8）维生素D

维生素D是人类必需的脂溶性维生素。有研究显示，缺乏维生素D的老年人更可能患有抑郁症。人体维生素D的来源主要包括通过皮肤接触日光或从膳食中获得。大多数食物中不含有维生素D，少数天然食物含有极微量的维生素D，但是含脂肪高的海鱼、动物肝脏、蛋黄和奶油中相对较多，而瘦肉和奶中含量较少。维生素D在维持血钙和磷水平稳定中发挥重要作用，对骨骼正常矿化过程、肌肉收缩、神经传导及细胞基本功能都是必需的。

（9）维生素E

维生素E是脂溶性维生素，又称生育酚。维生素E在人体内显著的生理功能是抗氧化与抗炎作用，其中对中枢神经系统的作用包括改善认知和记忆力、舒缓焦虑、抗阿尔茨海默症和帕金森病。植物油是人类膳食中维生素E的主要来源，如橄榄油、葵花子油、菜籽油、芝麻油、豆油和玉米油等。坚果如榛子和松子中维生素E含量较为丰富。蛋类、绿叶蔬菜含有一定量；肉、鱼类动物性食品、水果及其他蔬菜含量很少。

（10）镁

镁是一种重要的常量元素，在人体内以其为辅酶的酶有近300种。镁具有一定改善抑郁症状的作用。人体轻度缺镁会变得极易激动、忧郁、好战等；长期严重缺乏镁会影响脑和神经系统而出现情绪低落、思维紊乱、定向障碍、明显抑郁甚至精神错乱、幻觉等，但在补充镁后，以上症状即可纠正。富含镁的食物有绿色叶菜类蔬菜、海带、芝麻、杏仁、黑巧克力和豆类等。

（11）硒

硒是人体必需的微量元素。硒可以减轻部分抑郁症状。低硒水平与情绪不佳有关。硒可以通过以下食物补充，包括全谷物、坚果和一些海鲜。动物内脏，如肝脏也含有丰富的硒。

此外，铁、锌等微量元素的缺乏均与抑郁症的发病有关。动物内脏及坚果等含有丰富的微量元素，抑郁症患者应注意以上食物的搭配。

2.植物化学物质与抑郁

（1）黄酮类

蔬菜与水果是构成健康膳食的组成部分，其中一个重要原因是它们可以提供大量的植物黄酮类。黄酮类化合物具有抗氧化、抗炎、抗菌、抗病毒、抗癌和抗过敏、降低神经细胞损伤、减少神经炎症发生，以及提高认知、记忆力和改善老年抑郁等功能。膳食植物总黄酮混合物也具有抗抑郁作用，如可可豆、石榴、秋葵、红景天和藏红花等。

（2）黄烷醇

巧克力（颜色越深越好）含有植物性多酚黄烷醇（如儿茶素）。意大利一项研究显示，黄烷醇具有清除自由基、增加大脑血流量、改善血管功能、降低血压、改善认知功能等作用，对改善老年人的抑郁、焦虑，甚至老年痴呆有作用。黄烷醇类化合物是一种天然抗氧化剂，其主要来源有茶、葡萄、红酒、苹果、含可可的食品（包括巧克力）等。

3.膳食模式与抑郁

地中海饮食模式是一种现代营养学所推崇的健康膳食模式，这种模式强调多食橄榄油、豆类、非精制谷物、水果、蔬菜和鱼类，适当食用奶制品（以奶酪和酸奶为主），适度饮酒，少食肉类和肉制品。一项针对芬兰老年人的横断面研究发现，以蔬菜、水果、全麦面包、禽类、浆果、低脂奶酪和鱼类为主的精明膳食模式能够降低25%的抑郁症发病率。反式脂肪酸、快餐和加工糕点与较高的抑郁风险相关。

4. 炎症反应与抑郁

炎症膳食模式抑郁症发病率高。炎症膳食模式包含较高比例的碳酸饮料、精细谷物、红肉及人造黄油和较低比例的咖啡、橄榄油，以及绿色和黄色蔬菜。炎症是心血管疾病、肥胖、糖尿病和癌症等慢性疾病的共同病理机制，也是抑郁症的一个重要风险因素。

5. 氧化应激与抑郁

食物是人体最为重要的抗氧化剂来源。膳食营养中的抗氧化成分能够降低抑郁风险可能主要是源于对脑组织的保护作用。植物类食物如水果、蔬菜、橄榄油和坚果等富含维生素A、维生素C和维生素E等抗氧化剂，来自肉类、蔬菜、全麦、蛋类和酸奶等膳食的氨基酸则是人体内源性抗氧化物谷胱甘肽过氧化物酶的重要前体。番茄红素是自然界存在的最强抗氧化剂，对老年人群的研究发现，摄入富含番茄红素的番茄类食物（包括番茄、番茄酱等）能够明显降低抑郁症的发病风险。老年人经常吃番茄对抑郁症具有明显的预防作用。绿茶中含量丰富的茶多酚是另一种较强的天然抗氧化剂，绿茶的摄入与抑郁症状呈负相关。

三、老年抑郁症的营养治疗及介护

1. 均衡饮食

多选全谷类食物，少吃精制食品、糖果和油炸食品等。营养丰富的全谷类食物是平衡情绪和能量水平的更好方法。主食中最好粗、细粮搭配，粗粮比例应达到1/3。粗粮是指全麦面粉、糙米、燕麦、玉米、小米、青稞、荞麦、薏苡仁、藜麦、高粱米等，可以做粥，做饭，做面食，做小食。养成生活规律，三餐定时定量的习惯。

适量蛋白质：蛋白质食物是指鱼、瘦肉、蛋、奶和大豆制品。这些食物营养价值高，不但提供优质蛋白，还提供维生素和矿物质，如钙、铁、锌、维生素A、B族维生素等，是人体营养的重要保障。每天可进食28g（一小把）坚果或种子类食物；每周2～3次海鱼；每天1杯酸奶，酸奶等发酵乳制品中的益生菌会使抑郁症状改善。

适当摄入脂肪：烹调油的用量控制在25g/d（大约相当于2.5匙勺），推荐使用橄榄油、茶油或花生油，或交替使用。少食用咸肉、腌肉、香肠、腊肠、肥肉、家禽肥油及其皮。

　　每天蔬菜不少于500g，至少3个品种，最好5个品种以上；蔬菜富含植物化学物质，是提供微量营养素、膳食纤维和天然抗氧化物的重要来源。绿叶蔬菜富含镁，还富含维生素K（叶绿素）和叶酸，每天保证300～500g（可食部分净重）。保证新鲜，不用或少用腌制蔬菜、咸菜、长期存放的蔬菜类。多选深颜色蔬菜，包括深绿色蔬菜（菠菜、油菜、油麦菜、菜心、西蓝花、苦菊、芹菜、青椒等）和红黄颜色蔬菜（番茄、南瓜、胡萝卜、彩椒等）。多选十字花科蔬菜（西蓝花、油菜、白菜、甘蓝、萝卜等）和菌藻类（香菇、木耳、海带、裙带菜等）。

　　新鲜水果每天200～400g：至少1个品种，最好2个品种以上。

　　多吃含钙和维生素D丰富的食物：如鲑鱼、沙丁鱼、金枪鱼和鲭鱼等富含维生素D，牛奶、鸡蛋黄含少量维生素D。含钙高的食物包括：牛奶（250mL鲜奶大约含钙300mg）、豆腐、豆腐干、豆腐皮或腐竹、虾及蟹、海带、紫菜、海鱼，还有一些坚果类，如榛子、松子、山核桃、花生仁、芝麻酱等，可以经常食用。

　　多吃含ω-3脂肪酸丰富的食物：如海水鱼鲑鱼、沙丁鱼、金枪鱼和鲭鱼；亚麻籽、亚麻籽油和奇异子；坚果，如核桃和杏仁。

　　选择含B族维生素丰富的食物：如蛋类、瘦肉、家禽、鱼、生蚝、牛奶、全谷类食品。

　　进食品种和数量少的老年人，可以咨询营养师，根据个人饮食摄入量情况，选择补充多种维生素和矿物质制剂。

　　要避免的食物：① 咖啡因。对于与焦虑有关的抑郁症患者，应避免摄入含咖啡因的食物，如茶、咖啡。咖啡因会让人难以入睡，并可能引发焦虑症状。对于患有抑郁症的人来说，最好避免摄入咖啡因，或者午后停止食用。② 酒精。虽然偶尔饮酒被视为可接受的风险，但可能会使抑郁症状加重。过量饮酒可能会增加惊恐或抑郁发作的风险。酒精也会改变一个人的情绪，并可能变成一种可能影响抑郁症状的习惯。

2.改变生活方式，多做户外运动

　　维持适宜体重。增加户外活动时间、多晒太阳。多做户外运动和每周至少150分钟的身体活动已经被证明可以改善情绪和抑郁症状。保持良好心态，愉悦的心情能消除精神紧张、放松肌肉、有利于缓解抑郁心情。定期进行身体锻炼和多参加户外活动是有助于改善抑郁症症状的有效方法。一些抑郁症患者也有药物滥用问题。酒精或其他药物会干扰睡眠模式，降低活动能力，改变一个人的情绪。养成良好的睡眠习惯，睡眠也可能在抑郁症中发挥改善作用。

老年介护饮食制作标准及举例

改变饮食质地是老年吞咽障碍患者最常用的营养干预方法。我国目前还没有制定一套详细的调整饮食标准，可以参考目前国际上已有的调整饮食的标准来制作不同质地的饮食。

一、国际吞咽障碍者膳食标准

国际吞咽障碍食物标准行动委员会（International Dysphagia Diet Standardisation Initiative，IDDSI）在2016年制定了国际吞咽障碍者膳食标准，将食品质地与增稠液体分为八个连续等级（0 ~ 7级）：

1.0级：稀薄

（1）特性

① 水样浓稠。② 快速流动。③ 可使用与饮用者年龄和能力相符的奶瓶、杯子或吸管饮用。

（2）该等级稠度的生理学依据

可以正常饮用所有类型的液体。

（3）流动测试

测试液体在10秒内经10mL注射器流出，无残余。

2.1级：轻微稠

（1）特性

① 质地比水浓稠。② 相比稀薄的液体，需要更用力地吸吮。③ 可使用吸管、注射器、奶瓶饮用。④ 接近于市售的"抗返流"婴儿配方奶粉的稠度。

（2）该等级稠度的生理学依据

主要用于儿童群体的增稠饮品，可降低流动速度，也能流过婴儿奶嘴。具体使用哪款奶嘴需经个案测试。

（3）流动测试

测试液体流经10mL注射器，10秒后剩余1 ~ 4mL残留。

3.2级：稍微稠

（1）特性

① 可从勺子流出。② 可用嘴吸吮，快速从勺子流出，但流速比轻微稠饮品慢。③ 使用标准口径的（标准口径的吸管直径为5.3mm）来饮用此稠度饮品需要用力。

（2）该等级稠度的生理学依据

① 与流速过快而难以安全控制的0级稀薄饮品相比，2级稍微稠的饮品的流速要稍微慢一些。② 适用于舌部控制功能较弱的人群。

（3）流动测试

测试液体流经10mL注射器，10秒后剩余4 ~ 8mL残留液。

4.3级：中度稠/液态型

（1）特性

① 可以使用杯子饮用。② 若从标准口径或大口径吸管（大口径吸管的直径为6.9mm）吸食，需要稍微用力。③ 无法在餐盘上独立成形。④ 无法使用餐叉食用，因为它会从餐叉缝隙间缓慢流落。⑤ 可以用勺子食用。⑥ 无须口腔加工或咀嚼，可直接吞饮。⑦ 质地顺滑，没有"小块"（小团块、纤维、带壳或表皮的小块、外壳、软骨或骨的颗粒）。

（2）该等级稠度的生理学依据

① 如果舌部控制功能较弱而无法安全饮用稍微稠的饮品（2级），可采用此中度稠/液态型饮品。② 需要更长的时间进行口腔控制。③ 需要一定舌部推力。④ 吞咽疼痛。

（3）流动测试

测试液体流经10mL注射器，10秒后剩余多于8mL。

（4）餐叉滴落测试

① 在餐叉缝隙间以成团方式缓慢滴下。② 在餐叉叉齿表面不会留下清晰痕迹。③ 若倾洒，则会在台面上自动摊开。

（5）勺子侧倾测试

将勺子侧倾会轻易流出、不会黏附在勺子上。

（6）具体食物举例

① 婴儿"第一阶段辅食"（稀粥、米糊或较稀水果泥）。② 酱料或调味肉汁。③ 水果糖浆。

5. 4级：高度稠/细泥型

（1）特性

① 多用勺子或餐叉食用。② 无法通过杯子饮用。③ 无法用吸管吸取。④ 无须咀嚼。⑤ 可在餐盘上独立成形。⑥ 在重力作用下显现出非常缓慢的流动，但是不能被倾倒。⑦ 将勺子侧倾时，会从勺子中完全落下并能在餐盘上成形。⑧ 不含块状固体。⑨ 不黏稠。⑩ 没有固液分离。

（2）该等级稠度的生理学依据

① 如果舌头控制能力严重弱化，最适合饮用此类饮品。② 相比细馅型（5级）、软质型及一口量（6级）和常规型食物（7级）需要较少推力，但推力要比中度稠/液态型（3级）多。③ 不需要咀嚼。④ 如果食物过于黏稠，会导致食物残留增加而成为风险因素。⑤ 任何需要咀嚼、需要口腔控制而形成食团的食物都不属于该级别。⑥ 咀嚼或吞咽疼痛。⑦ 适合缺少牙齿或佩戴不合适假牙的个体食用。

（3）流动测试

测试液体在10秒后无法流经10mL注射器。

（4）餐叉压力测试

① 液体在餐叉的叉齿表面形成清晰的痕迹，或保留在餐叉缝隙间。② 不成块。

（5）餐叉滴落测试

食物在餐叉上可成堆状，少量食物可能从餐叉缝隙缓慢流出，在餐叉叉齿下形成尾状但不会持续流下。

（6）勺子侧倾测试

可以在勺子上保持原状，有黏性，不牢靠；在勺子上留下极少残留。

（7）具体食物举例

婴儿的泥状辅食（如肉泥、米糊）。

6. 5级：细馅型

（1）特性

① 可通过餐叉或勺子进食。② 若个体手部控制能力较好，特定条件下可通过筷子进食。③ 可在餐盘上固定成形（如球形）。④ 质地绵软湿润，但固体部分和液体部分不可分离。⑤ 食物中可见块状固体：儿童食物中块状固体直径为2～4mm，成人食物中块状固体直径为4mm。⑥ 块状固体可轻易被舌头压碎。

（2）该等级稠度的生理学依据

① 不需要撕咬。② 几乎无须咀嚼。③ 如果食物过于黏稠，会导致食物残留增加而成为风险因素。④ 仅靠舌头的力量就可以压碎这类食物中的柔软小碎粒。⑤ 需要靠舌头的力量来移动食团。⑥ 咀嚼时疼痛或感到疲劳。⑦ 适合牙齿缺失或佩戴不合适假牙的个体食用。

（3）餐叉压力测试

① 当使用餐叉下压食物时，食物小碎粒比较容易被分离开且较容易穿过餐叉缝隙。② 使用餐叉用较小的力就能将食物碾碎（此等大小的力不会把指甲压得发白）。

（4）餐叉滴落测试

舀出的食物可以立成堆，或者堆在餐叉上，不会轻易或完全从餐叉缝隙间掉落。

（5）勺子侧倾测试

① 食物有足够的内部黏附力使其在勺子上保持形状。② 当向下或向一侧侧倾勺子时，或者轻微摇晃勺子，整勺食物会全部滑下，且只有很少的残留，食物不应过于黏稠。③ 在餐盘上可形成团状或缓慢塌陷。

（6）筷子测试

当个体有较好的手部控制能力，且食物质地黏和湿润时，个体可使用筷子来夹取食物。

（7）手指测试

① 可以用手指随意捏取食物。② 可以用手指轻易捏扁食物，且手指上会有湿润及滑腻的感觉。

（8）具体食物举例

① 肉类：充分剁碎的或柔软细碎的肉末或肉泥；儿童食物中块状固体直径为2mm；成人食物中块状固体直径为4mm；并配以浓滑酱汁。② 鱼类：充分捣碎的鱼肉，并配以浓滑酱汁；儿童食物中块状固体直径为2mm；成人食物中块状固体直径为4mm。③ 水果：充分捣碎的果肉，并将果汁沥干；儿童食物中块状固体直径为2mm；成人食物中块状固体直径为4mm。④ 谷物：口感浓稠滑顺，带有细小绵软食物（直径为2～4mm）；质地充分软化；儿童食物中块状固体直径为2mm；成人食物中块状固体直径为4mm；沥干多余汁液或牛奶。⑤ 面包：面包被特殊处理为胶黏状；除非吞咽治疗师建议，否则应避免直接食用干面包。⑥ 米饭：不应是黏米（尤其是短粒米）；在烹饪和进食时不应是分散的颗粒（尤其是长

粒米）。

7.6级：软质型及一口量

（1）特性

① 用餐叉、勺子或筷子可以进食。② 借助餐叉、勺子或筷子可将其压碎。③ 不需要借助餐刀来切断食物，但在使用餐叉和勺子时可能需要同时使用餐刀辅助盛取食物。④ 吞咽前需要咀嚼。⑤ 质地绵软、湿润且没有分离的稀薄液体。⑥ 进食合适的"一口量"应视进食者口腔大小和口腔咀嚼技巧而定。⑦ 儿童为8mm×8mm小块。成人为1.5cm×1.5cm小块。

（2）该等级稠度的生理学依据

① 不需要撕咬。② 需要咀嚼。③ 在咀嚼过程中需要舌头的力量和运动来移动食团，并将食团稳定中口腔内。④ 吞咽前需要舌头的力量来移动食团。⑤ 可缓解个体咀嚼时的疼痛或疲劳感。⑥ 适合牙齿缺失或佩戴不合适假牙的个体食用。

（3）餐叉压力测试

① 使用餐叉侧面可将此类食物切断或分成小块。② 当使用餐叉底部下压拇指盖大小的食团（约1.5cm×1.5cm）时，可将食物压扁（且用力的时候可见用力的拇指和食指指甲会发白），且将餐叉移开后，食物不会恢复原状。

（4）筷子测试

使用筷子可将此类食物分成较小块。

（5）手指测试

取一块拇指大小（约1.5cm×1.5cm）的食物。

（6）具体食物举例

① 肉类：松软的熟肉块，大小不应超过；儿童为8mm×8mm小块；成人为1.5cm×1.5cm小块；若食物不能被烹饪至上述状态，则需要剁碎成肉馅。② 鱼类：足够松软的熟鱼肉，且可以被餐叉、勺子或筷子分成小块；儿童为8mm×8mm小块；成人为1.5cm×1.5cm小块；去掉鱼刺。③ 煮菜、炖菜、咖喱菜：酱汁部分一定要浓稠；可以包含烹饪后成块的、大小不超过1.5cm×1.5cm的松软熟肉、鱼和蔬菜食物；儿童为8mm×8mm小块；成人为1.5cm×1.5cm小块；不含坚硬的食物。④ 水果：捣碎果肉；儿童为8mm×8mm小块；成人为1.5cm×1.5cm小块；不包含水果的纤维部分；沥净多余果汁；当咀嚼含水量高的水果（如西瓜）时，口腔内会产生大量果汁，此时需要评估个体的控制能力。⑤ 蔬菜：蒸煮过的蔬菜，且菜块大小；儿童为8mm×8mm小块；成人

为1.5cm×1.5cm小块；煎炒过的蔬菜往往太硬，不都松软。⑥ 谷物：含有松软食物的顺滑谷类食物，食物大小不应超过；儿童为8mm×8mm小块；成人为1.5cm×1.5cm小块；充分软化；沥干多余汁液或牛奶。⑦ 面包：提前胶黏化的面包，且质地非常绵软；除非有吞咽治疗师（非特指）对个体进行过分析，否则不建议选用正常的干面包，面包的大小也必须按照以下规格来准备：儿童为8mm×8mm小块；成人为1.5cm×1.5cm小块。⑧ 米饭：不颗粒状，也不会太黏。

8.7级：常规型

（1）特性

① 常规食物，即与年龄和发育相适应的各种质地的日常饮食。② 可以采用任何进食方式。③ 食物质地可以是硬的、脆的或天然绵软的。④ 食物的尺寸大小不受限制，但是有一个范围。⑤ 儿童食物的直径不大于8mm。⑥ 成人食物的直径不大于1.5cm。⑦ 包括硬的、稠的、难嚼的、多纤维的、多筋的、干燥的、酥脆的或易碎的小块。⑧ 包括含有果核、种子、中过皮（如橘络）、外果皮或骨头的食物。⑨ 包括"双重性""混合性"的食物或液体。

（2）该等级稠度的生理学依据

① 个体可把硬质型或软质型食物充分咀嚼成为"吞咽准备"所需的柔软食物团。② 个体可咀嚼所有不同质地的食物而不致疲劳。③ 个体可避免或剔除不可食的骨头或软骨。

9.过渡型食物

（1）特性

在通过湿度改变（如水、唾液）或温度改变的条件下（如加热），食物由原来的一种质地（如坚硬的固体）能变成另外一种质地。

（2）该等级稠度的生理学依据

① 不需要撕咬。② 需要轻微咀嚼。③ 一旦改变温度或加入水分、唾液，舌头就能够弄碎这些食团。④ 可用于发育期咀嚼功能训练和康复（如儿童和发育障碍人群咀嚼功能的练习，卒中后咀嚼功能的恢复）。

（3）餐叉压力测试

① 当加入水分或改变温度后，食物容易变性且外力消失之后不会恢复原状。② 取拇指指甲大小的食物（约1.5cm×1.5cm），加入1mL水之后静置1分钟。通

过大拇指施加压力使餐叉底部按压食物，直到大拇指指甲发白。移开餐叉压力，当食物符合下列情况，则为过渡型食物：食物被压扁并碎裂，且不再保持原状；食物明显融化，且不再保持原状（如冰块）。

（4）勺子压力测试

使用勺子的底部替代餐叉，重复上述步骤。

（5）筷子测试

取一拇指指甲大小食物（约1.5cm×1.5cm），加入1mL水后静置1分钟。借助筷子施加最小压力即可轻松地把食物分开。

（6）手指测试

取拇指指甲大小食物（约1.5cm×1.5cm），加入1mL水后静置1分钟。用食指和拇指揉捏可彻底将食物捏碎，而且食物不会恢复原状。

（7）具体食物举例

① IDDSI过渡食物质地包括且不仅限于以下例子：冰块；雪糕、经吞咽治疗师（非特指）评估适合食用的冰沙；日本吞咽训练采用1mm×15mm的果冻的果冻薄片；威化饼（也包括宗教圣餐用饼）；盛雪糕用的薄脆圆筒；部分饼干、曲奇、薄脆饼干；薯片，仅限于碎片类型（如品客薯片）；酥饼；虾片。② 用于儿童或成人吞咽障碍管理的具体例子。部分过渡型食物及其品牌，包括但不仅限于以下食物；果蔬脆片；奇多芝士球；米通；宝贝妈咪脆饼；嘉宝纯谷物水果星星泡芙。

以上列出的品牌和食物并非推荐，可根据个人喜好选择相似质地的产品。

二、老年介护饮食制作举例

对吞咽障碍的老年人多采用糊状食物来替代正常食物，以减少出现呛咳、误吸的风险，是目前能做到的简单方法。以往制作糊状食物主要用于管饲的老年人，制作方法都很简单，无论感官还是口味都相比正常饮食差很多。为了使患有吞咽障碍的老年人能够安全经口摄入美味的食物，不仅要考虑到营养的量，还需要考虑制作时食物的色、香、味等。近几年，笔者给一部分吞咽困难的老年人制作了不同稠稀度的进口摄入的糊状饮食，在制作时注意调味，使口感改善很多。

制作方法可以分餐次制作和每天只制作1次，分装成3～6次的盒，每次吃之前用微波炉充分加热后食用。

1. 分餐次制作糊状食物

按老年人原有的三顿饭饮食习惯，和老人所进食的食物数量和品种，将烹调熟的肉类食物、谷类食物、蔬菜类食物混合，放入食物料理机或食物破壁机中捣碎即可。但需要注意的是，捣碎食物比日常食物需要一定的水分稀释，加水混合后的食物稀释了食物中的营养和能量，而且食物容量比日常食物大很多，对胃容量小的老年人极容易引起返流误吸等不良反应，所以，选择更具营养成分的牛奶、去油肉汤、奶油汤代替水稀释糊状饮食到所需要的程度，减少容量。

（1）糊状饮食制作举例一

见表6-1～表6-3。

表6-1 早餐举例

食物品种	食物量	制作方法
鸡蛋	1个	煮熟
鲜牛奶（强化维生素A、维生素D）	300g	煮开
面包片	50g	烤一下，烤成微黄色
奶酪	1块（18g）	—
香蕉	50g	—
总计	468g	

注：以上食物放入破壁机中捣碎，稠稀度用加减牛奶的用量调整；取成品350g，提供能量393kcal，蛋白质19.9g；相当于IDDSI标准中的3级（中度稠/液态型）。

上午9～10点加餐：安素3勺加温水150g。

表6-2 午餐举例

食物品种	食物量	制作方法
小米	20g	洗净后加鸡汤80g蒸熟
大米	30g	
黑椒牛柳葱头	熟的牛肉100g 葱头50g	加佐料烹调熟
淡味去油鸡汤	120～180g	—
总计	400～460g	—

注：以上食物放入破壁机中捣碎，稠稀度由加减鸡汤调整，咸淡调整根据个人口味加盐或酱料；如果做出来的糊状食物感觉还是偏稠，可以将米曲菌胰酶片碾成粉，然后用少许胰酶粉调整稠度；取成品350～400g，提供能量400～450kcal，蛋白质27～32g；相当于IDDSI标准中的3级（中度稠/液态型）。

下午3 ~ 4点加餐：水果泥或果汁200g（加少量增稠剂调轻度稠）。

表6-3　晚餐举例

食物品种	食物量	制作方法
小米	20g	洗净后加鸡汤80g蒸熟
大米	30g	
番茄鱼肉	去骨刺鱼肉120g	加佐料烹调熟
	西红柿40g	
淡味去油鸡汤	120 ~ 180g	—
总计	410 ~ 470g	—

注：以上食物放入破壁机中捣碎，稠稀度由加减鸡汤调整，咸淡调整根据个人口味加盐或酱料；如果做出来的糊状食物感觉还是偏稠，可以将米曲菌胰酶片碾成粉，然后用少许胰酶粉调整稠度；取成品350 ~ 400g，提供能量350 ~ 400kcal，蛋白质23 ~ 29g；相当于IDDSI标准中的3级（中度稠/液态型）。

晚上8点半加餐：安素3勺加温水150g。

全天提供能量1500 ~ 1600kcal，蛋白质80 ~ 82g。

注意：① 午餐和晚餐糊中的肉类食物可以有多种选择，如番茄牛肉糊、番茄鸡蛋糊、鸡脯肉香菇糊、虾仁黄瓜糊等。② 粮食类食物也可以多种选择搭配，如绿豆加大米、大米加薏苡仁、玉米加大米、燕麦加大米、藜麦加大米等。

（2）糊状饮食制作举例二

见表6-4至表6-6。

表6-4　早餐举例

食物品种	食物量	制作方法
鸡蛋	1个	煮熟
鲜牛奶	300g	煮开
面包片	60g	烤一下，烤成微黄色
奶酪	1块（18g）	—
乳清蛋白质粉	20g	—
香蕉	50g	—
红枣	2个	去核后煮熟
总计	508g	—

注：以上食物放入破壁机中捣碎，稠稀度由加减牛奶的用量调整；取成品400g，提供能量515kcal，蛋白质36g；相当于IDDSI标准中的3级（中度稠/液态型）。

上午9 ~ 10点加餐：橙汁100g（加少量增稠剂调轻度稠）。

表6-5 午餐举例

食物品种	食物量	制作方法
大米	30g	洗净后加80g鸡汤蒸熟
小米	20g	
核桃（干）	15g	烤熟
白芝麻或黑芝麻	10g	烤熟
水发木耳	20g	水焯熟
鸡腿肉	75g	加佐料调味去除腥味烹调熟
瘦猪肉	75g	
菜心	100g	洗净切块烹调炒熟
佛手瓜	50g	
淡味去油鸡汤	120 ~ 180g	—
橄榄油或色拉油	10g	烹调用油
总计	605 ~ 665g	—

注：以上食物放入破壁机中捣碎，稠稀度由加减鸡汤调整，咸淡调整根据个人口味加盐或酱料；如果做出来的糊状食物感觉还是偏稠，可以将米曲菌胰酶片碾成粉，然后用少许胰酶粉调整稠度；取成品400g，提供能量470 ~ 500kcal，蛋白质26 ~ 31g；相当于IDDSI标准中的3级（中度稠/液态型）。

下午3 ~ 4点加餐：苹果汁200g（加少量增稠剂调轻度稠）。

表6-6 晚餐举例

食物品种	食物量	制作方法
大米	35g	洗净后加80g鸡汤蒸熟
红小豆	15g	
核桃（干）	15g	烤熟
白芝麻或黑芝麻	10g	烤熟
水发木耳	20g	水焯熟
牛肉	75g	加佐料调味去除腥味烹调熟
鸭胸脯肉	75g	
菜花（花椰菜）	75g	洗净切块烹调炒熟
扁豆（月亮菜）	75g	
淡味去油鸡汤	120 ~ 180g	
橄榄油或色拉油	10g	烹调用油
总计	605 ~ 665g	—

注：以上食物放入破壁机中捣碎，稠稀度由加减鸡汤调整，咸淡调整根据个人口味加盐或酱料；如果做出来的糊状食物感觉还是偏稠，可以将米曲菌胰酶片碾成粉，然后用少许胰酶粉调整稠度；取成品400g，提供能量450 ~ 480kcal，蛋白质28 ~ 30g；相当于IDDSI标准中的3级（中度稠/液态型）。

全天提供能量1500～1600kcal，蛋白质90～96g。

注意：① 蔬菜选择可以根据季节调整，以新鲜蔬菜为主，多选绿叶蔬菜。② 肉类食物也可多种选择搭配，如鱼、虾类，鸡肉、羊肉等可以互换。

2.每天1次制作法

每天制作1次，将糊状食物分装在4～6个盒子里（微波炉可用的玻璃盒子）。每次吃之前，用微波炉充分加热后食用。这种糊状食物的口感会比分次制作的差一些，但可减轻护理人员的工作。这种方式也称匀浆膳，适合于对食物味觉要求不高的经口进食的老年人，以及管饲的患者使用。制作配方及方法见表6-7。

表6-7 制作配方及方法

食物品种	食物用量	制作方法
大米	75g	称重后洗净，加水200g蒸成米饭
小米	25g	
莲子（干）	20g	称重后提前泡或直接蒸熟
鳕鱼肉	50g	称量可食部生重。
鸡胸脯肉	50g	鳕鱼肉可以交换：三文鱼肉或鲈鱼肉，或虾肉等；鸡脯
猪肉（脊背）	50g	肉可以与鸭脯肉交替使用
牛肉	50g	加各种调味料调味后烹调熟
鸡蛋	2个	煮熟
胡萝卜	100g	可以换成其他蔬菜，或多品种；称重后大切片或段后用
油菜	200g	水焯熟
水发木耳	20g	水焯熟
牛奶（强化维生素A、维生素VD）	300g	—
芝麻油	30g	也可以用橄榄油
食盐	5g	也可根据需要调整用量

注：以上食物放入破壁机中捣碎；如果偏稠可以加蒸肉的肉汁100～200g；成品按约300g一盒，分装4盒；加餐：果汁200g或者安素3勺加温水150g；提供能量1500kcal，蛋白质77g；相当于IDDSI标准中的3级（中度稠/液态型）。

注意：① 蔬菜可以根据个人喜好每天选用不同的品种。② 肉类可以根据个人喜好更换不同的品种。

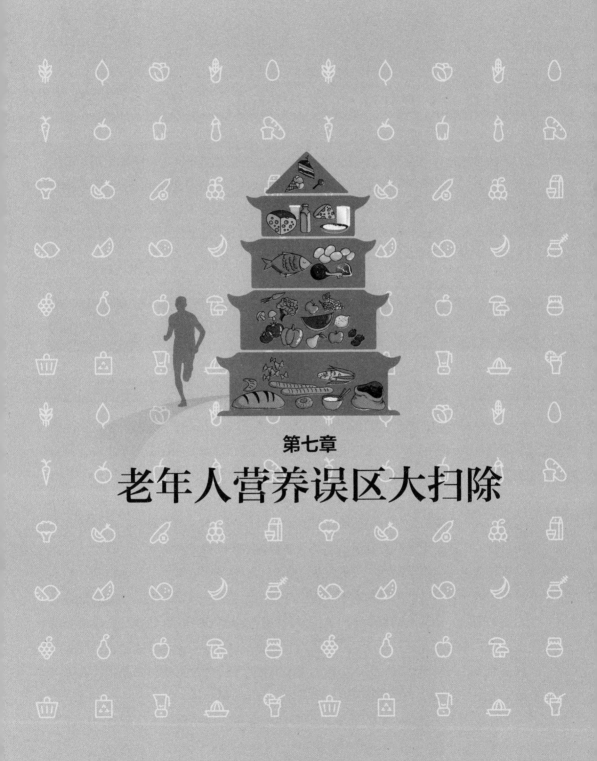

第七章

老年人营养误区大扫除

第一节

误区一：老年人新陈代谢弱，需要营养变少

人体衰老是不可逆转的发展过程。随着年龄的增加老年人器官功能出现不同的衰退，能量需要随年龄而减少，这些变化会影响老年人的进食量和消化、吸收食物的能力，使老年人容易出现营养不良。从表7-1中能看到老年人能量需要量减少但对蛋白质的需求并没有随着年龄的增加而减少，老年人的健康问题，尤其是营养和合理膳食问题，应加以关注。

表7-1　老年人能量需要量和蛋白质参考摄入量

年龄（岁）	能量/kcal·d⁻¹		蛋白质/g·d⁻¹	
	男	女	男	女
65～79	2050	1700	65	55
＞80	1900	1500	65	55

一些试验表明，老年人的蛋白质需要量不低于成年人，由于分解代谢增加而合成代谢逐渐变慢容易出现低蛋白血症、水肿和营养性贫血。而且在老年人中，所需要的氨基酸模式由合成代谢不同而有不同，因而蛋白质的供应不足时，容易引起氨基酸的不平衡。因此，对老年人的蛋白质供应量不宜低于成年人。

老年人也需要一定的脂肪，因为它有助于对脂溶性维生素的吸收，改善蔬菜类常用食物的风味，也符合胃容量小但能量需要并不小的特点。

老年人由于胃容量减少，胃酸及胃内因子、对铁的吸收能力、造血机制、维生素C及微量元素不足等可能发生不同程度的贫血。但在一般情况下，铁的质量是一个首要的问题，动物肌肉和动物血液提供的铁的吸收率高于植物性食物，这是必须要注意的。老年人尤其是女性易有骨质软化、骨密度减少以致出现骨质疏松症。这不仅与激素、维生素D有关，也与钙的供给有关。乳及乳制品的钙较植物性食物中的钙会被更好地吸收，钙的供应总量不宜低于成年人的标准。

老年人对维生素的利用率下降，户外活动减少使皮肤合成维生素D的功能下

降，加之肝脏和肾脏功能衰退导致活性维生素D生成减少。同时，老年人也容易出现维生素A、叶酸及维生素B_{12}等缺乏。维生素D的补充有利于防止老年人的骨质疏松症；维生素E是一种天然的脂溶性抗氧化剂，有延缓衰老的作用。维生素B_2在膳食中最易缺乏。维生素B_6和维生素C对保护血管壁的完整性，改善脂质代谢和预防动脉粥样硬化有良好的作用。叶酸和维生素B_{12}能促进红细胞的生成，预防贫血。叶酸有利于胃肠正常生长和预防消化道肿瘤。叶酸、维生素B_6及维生素B_{12}能降低血中同型半胱氨酸水平，有防治动脉粥样硬化的作用。

因此，应保证老年人各种维生素的摄入量充足，以促进代谢、延缓机体功能衰退、增强抗病能力。

第二节
误区二：老年人无须担心体重超标或肥胖

肥胖也是病。肥胖本身就是一种慢性病，而且是多种常见慢性病的危险因素。肥胖的人发生慢性病的危险性大大增加，如心脑血管疾病、肿瘤和糖尿病，都与超重肥胖有很大关系。除此之外，由于肥胖患者体重过重、脂肪堆积较多，更容易受骨关节疾病、脂肪肝、胆石症、痛风、阻塞性睡眠呼吸暂停综合征、内分泌紊乱等多种疾病的困扰。

对于成人来说，体重指数小于$18.5kg/m^2$是营养不良的判别标准。随着年龄增加，老年人骨质疏松发生率增加，脊柱弯曲变形，身高较年轻时缩短，而体内脂肪组织增加，使得体重指数相应升高。老年人中肥胖问题日益严重，其原因与其他年龄段一样，摄入热量超过需求热量，多余热量便会以脂肪形式储存在体内。肥胖会增加心脏病和2型糖尿病的发生风险。

老年人体重应维持在正常稳定水平，不应过度苛求减重，体重过高或过低都会影响健康。从降低营养不良风险和死亡风险的角度考虑，65岁以上老年人体重指数最好不低于$20.0kg/m^2$，最高不超过$26.9kg/m^2$；另外，尚需结合体脂和本人健康情况来综合判断，无论如何，体重过低或过高都对老年人的健康不利。

第三节

误区三：如果没有体重问题，那么可以想吃啥就吃啥

即使你身材苗条，糟糕的饮食也会增加多种慢性病危险。比如，富含饱和脂肪酸的饮食会增加心血管疾病的发生风险。由此可见，如果没有体重问题，也不是想吃啥就吃啥。

合理饮食是健康的基础，不仅可以满足我们每天生理需要的营养素，而且有利于自我健康管理和慢性病的预防。在社会发展进步和生活条件大为改善的今天，"吃好"还关系到老年人的长寿。

在自然界繁多的食物中，除母乳外，没有任何一种食物能满足人体所需要的能量及全部营养素。因此，必须依赖合理的食物选择和搭配，才能构成营养平衡的模式。2000多年前我国《黄帝内经·素问》中提出"五谷为养，五果为助，五畜为益，五菜为充"的膳食结构，深刻体现了食物多样性和平衡膳食的重要性。

第四节

误区四：木耳、芹菜能降压，不用吃药

经常听到身边的人说芹菜、木耳可以降压。很多高血压患者甚至天天芹菜炒木耳，有些高血压患者甚至都不好好吃药了，迷信食疗，导致血压反复波动，损伤大脑、心脏和肾脏，对健康影响极大。

芹菜富含植物粗纤维、维生素C和钾、钙等元素，还富含芹菜素。芹菜素可以抑制血管平滑肌细胞增殖，预防动脉粥样硬化和高血压；它通过钙离子通道阻碍钙离子进入，从而舒张血管，减少血液的黏稠性。由此看来，芹菜的确可以辅助降压，但是为什么吃了那么多芹菜还是会高血压呢？其实是因为很多人觉得既然食物可以降压，为什么还要吃药？况且是药三分毒，于是干脆不吃降压药。这种做法可真的是大错特错。虽说食物可以辅助降压，但也只是辅助治疗，高血压是慢性病，

想要稳定血压主要还是得靠药物治疗，食物是不能替代药物的。老年高血压患者要有长期服药的心理准备，并坚持良好的生活习惯。

第五节

误区五：补钙越多越好

现在有不少中老年人天天补钙，钙成为了中国的头号营养补充剂。无论是广袤的农村还是繁华的都市，中老年朋友都在谈论补钙。从20世纪90年代起我们补钙已经补了快30年了，国人是不是都不缺钙了呢？结果不太乐观，国内骨折的发生概率以10%的增速逐年递增。有数据显示，2015年中国骨质疏松症总患病率为12.4%，总人数已超过1.6亿，居全球第一。

钙经胃肠吸收，进入血液，形成血钙（即血液中钙的含量），再通过骨代谢，把血钙进行钙盐沉积，形成骨骼。不是说钙吃得越多，形成的骨骼就越多。血液中钙的含量必须保持在一定水平，过多或过少都不行。过量补钙，血液中血钙含量过高，可导致高钙血症，并会引起并发症，如肾结石、血管钙化等。

过度补钙反而造成骨折、异位钙化等病，一些肾结石、动脉硬化病的发生也与过度补钙有关。有些人甚至会出现恶心、呕吐、纳差和胃肠不适。

补钙应首选饮食补钙，含钙高的食物如下。

① 奶类和奶制品：250mL的牛奶可提供约300mg的钙。

② 豆类和豆制品：豆类含有丰富的优质蛋白质、不饱和脂肪酸、钙及维生素B_1、维生素B_2和烟酸等。

③ 海产品：虾皮、海带、酥鱼、鱼骨粉等含钙量高。

④ 坚果类食物：芝麻、杏仁、花生、松子、核桃、栗子等。富含油脂、维生素、矿物质和大量钙质，有抗衰老的作用，常吃能坚固骨骼、增强体质等。

⑤ 蔬菜、水果：油菜、空心菜、白菜、雪里蕻、芥蓝、木耳、金针菇、枸杞子、番薯叶、萝卜、芹菜、蒜苗、韭菜等；柿子、橄榄、大枣、木瓜、葡萄等。

食物补钙的注意事项如下。

① 食物保鲜贮存可减少钙耗损，牛奶加热不要搅拌。

② 炒菜要多加水、时间宜短，切菜不能太碎。

③ 高粱、荞麦片、燕麦、玉米等杂粮较稻米、面粉含钙多，平时应适当吃些

杂粮。

④ 海带与肉类同煮或是煮熟后凉拌，都是不错的美食。虾皮中含钙量更高，25g 虾皮约含有 250mg 的钙。所以，用虾皮做汤或做馅都是日常补钙的不错选择。

⑤ 含草酸高的食物——菠菜、苋菜、竹笋等蔬菜。草酸在肠道中可与钙结合形成不溶性的沉淀，影响钙的吸收。因此，建议每天吃蔬菜、水果 500 ~ 750g 即可。也可以将这些蔬菜用水先焯一下，去掉涩味后再烹任。

⑥ 含磷酸高的食物——可乐、咖啡、汉堡包等。正常情况下，人体内的钙：磷比例是 2 : 1，如果过多地摄入碳酸饮料（如可乐）、咖啡、汉堡包、比萨饼、动物肝脏、炸薯条等大量含磷的食物，使钙：磷比例高达 1 : 10 ~ 20，这样，过多的磷会把体内的钙"赶"出体外。

平常饮食生活中导致缺钙的因素如下。① 含草酸的蔬菜——菠菜。② 饮料——咖啡、浓茶、碳酸饮料（可乐）。③ 吸烟——尼古丁、烟碱。④ 大量饮酒——酒精。⑤ 特殊药物——激素类。⑥ 女性更年期——雌激素下降。⑦ 缺乏光照——维生素 D 缺乏。⑧ 缺乏运动——骨代谢下降。

第六节

误区六：多吃补品能长寿

随着生活水平的提高，人参、鹿茸、灵芝、西洋参、冬虫夏草等高档滋补品走进了寻常百姓家，一些老人将它们视为延年益寿的法宝，大量食用。人到老年，生理功能逐渐减弱，适当进补可减缓生理功能下降，推迟衰老进程。但进补要视身体情况而定，缺什么补什么，不分体质和症状的乱补，可能导致其他疾病，适得其反。"一日误补，十日不复"，清代名医余听鸿的这句话，就是指进补不当带来的危害：一天吃错了补品，十天也恢复不了。一般来说，平衡的膳食足以满足身体的营养需求，不需额外进补。如需进补，应该先征求医生建议。

影响人类健康长寿的因素（WHO）如下。① 遗传因素占 15%——目前无法改变。② 社会经济因素占 10%——随着社会经济发展，人类寿命不断提高。③ 与医疗服务技术有关的因素占 8%——随着医疗技术水平提高，人类寿命不断延长。④ 气候影响占 7%——人类在一定范围内可以控制。⑤ 个人因素占 60%（即个人生活方式、卫生习惯、精神面貌、保健意识）。

第七节

误区七：油盐不进能降血压、降血脂

随着生活水平的提高，人们的生活条件越来越好，不少老年人都有不同程度的高血压和高脂血症症状。中国人的日常烹饪方式很容易油盐使用量超标。《中国居民膳食指南》推荐成人每天油的摄入量应控制在25～30g，每天食盐不超过6g，对于高血压患者每天食盐量应少于4g。因为经常听到忠告》老年人关注摄入高油高盐对人体健康带来的危害。所以现在不少老年人非常忌讳油盐，甚至在个人饮食中油盐不碰，认为只要不吃油盐就能降血压和降血脂，其实这是一个错误的认识。

长期油盐不进不仅不能降血压、降血脂，反而会因为营养不平衡及代谢问题造成对身体的伤害。由于食用油为脂质，有不少老年人认为吃油会导致血压升高和血脂升高。殊不知，脂质提供人体必需脂肪酸，它对人体的免疫力、大脑、视力、伤口愈合、生长发育都起到至关重要的作用。如果长期不吃食用油，会造成体内必需脂肪酸摄入不足，因人体并不能自我合成必需脂肪酸，所以必须依靠从食物中获取。食用植物油中含有不饱和脂肪酸，人体可以利用亚油酸和α-亚麻酸等合成必需脂肪酸。长期禁吃食用油还会导致脂溶性维生素营养不良，维生素A、维生素D、维生素E、维生素K及胡萝卜素等营养物质均需要脂质参与协助，否则很容易造成脂溶性维生素缺乏，出现食欲不振、消化吸收功能不好等一系列的问题。

虽然食用油对人体健康不无好处，但也不能不加控制地食用。如果老年人每天油的摄入量超过30g，则有可能引发肥胖、高脂血症、糖尿病、心脏病等疾病。因此，老年人每天食用油摄入量控制在25～30g为宜，同时应减少动物油脂的摄入量。

盐的主要化学成分为氯化钠（NaCl）。钠离子和氯离子在人体内具有举足轻重的作用，盐对维持人体健康非常重要。我们常见患者需要注射生理盐水，因为盐能参与生理代谢：钠离子维持人体全身有效血容量和细胞内外渗透压，增强神经肌肉兴奋性；钠离子调节和维持人体内水量恒定，维护血压正常、维持酸碱平衡，产生胃酸，激活淀粉酶。所以，盐是人体生命中的必需物质，如果老年人长期不吃盐，就会导致无力、厌食、恶心、嗜睡、水肿、昏迷、抽搐、神志不清等严重症状。

老年人长期禁盐不仅不能降血压，反而会给健康带来更严重的危害。吃多了不行，一点不吃也不行。因此根据《中国居民膳食指南》推荐每天食盐不超过6g，对于高血压患者每天食盐量应少于4g。

适量摄取油盐是科学的生活方式，过量或不吃油盐都是有损健康的行为。此外，老年人日常饮食中，还应注意隐形油和隐形盐的问题，如花生、瓜子等坚果、奶油、沙拉酱、薯片、膨化食品、油炸食物等隐形油，以及酱油、咸菜、咸肉、咸鱼、味精、鸡精等隐形盐。老年人的饮食尽量采用水煮、清蒸等减少油盐的烹饪方式，只有科学适量摄取油盐，才能达到健康生活的目的。

第八节
误区八：老年人要保持素食

随着生活水平的提高和健康知识的传播，老年人也开始认识到过度进食大鱼、大肉可能会引发多种疾病，所以，很多老年人更加偏爱素食，有的老年人长年不吃肉类食物。对于那些只喜欢吃素的老年人而言，素食就是他们最完美的食物。但是，从营养医学角度出发，纯粹的素食并不是最完美的膳食方案，应从多方面看待素食。有学者曾对某地群居的纯素食老年人进行营养调查，发现由于长期摄入蛋白质过低，缺铁性贫血的发生率较高，多数老年人营养不良。因为蛋白质是组成一切细胞的主要成分，是人类生命活动的物质基础。动物类蛋白质食物含人体必需的氨基酸，营养全面，生物价值高，容易被人体吸收合成人体蛋白质，这是植物类蛋白所欠缺的。若长期单纯的素食，会导致人体摄入的蛋白质不足，造成贫血、消化不良、精神不振、记忆力下降和免疫功能降低、内分泌代谢功能发生障碍、易感染疾病等问题。尽管老年人的热能需要量较低，如果在蛋白质和其他营养素的供给上达不到营养的需要，同样会影响健康，甚至产生严重后果。

老年人长期保持素食，可能无法满足人体正常所需营养。植物食品虽然含有各种维生素、有机酸、无机盐，但是缺少造血的微量元素钴、锰、铁、铜和维生素B_{12}等，容易引起记忆力和免疫力下降、水肿和代谢障碍。

素食的老年人要特别注意补充维生素B_{12}、铁、钙等，单纯长期素食，摄入蛋白质无法满足人体所需，人体的蛋白质、糖类、脂肪比例就会出现紊乱。所以，老年人要想保持强壮的身体，最好合理膳食，荤素相配，才能免受疾病困扰。

第九节

误区九：粗粮有益于健康，多多益善

《黄帝内经》中有"五谷为养、五畜为益、五果为助、五菜为充"的饮食理论，认为五谷杂粮可养五脏，是养生的根本。况且古代就有"一谷补一脏"的说法。不少的老年人都认为红薯、荞麦、大豆、高粱等杂粮应该尽量多吃，认为这样对健康和养生很有好处。事实上，老年日常饮食中，适当吃一些杂粮对健康确实有益，但是并不是吃得越多越好，所以我们首先要走出粗粮吃得越多越好的误区。

随着年龄的增长，老年人各系统功能衰退，尤其是消化系统功能下降，消化液及消化酶分泌减少，消化道平滑肌和黏膜萎缩，对食物的消化和吸收能力降低，基础代谢降低，因此粗粮吃得过多，容易引起腹胀，从而影响消化和吸收，甚至影响食欲。如果一次性进食较多的粗粮，食物停留在胃部，会造成反酸，也就是说食物和胃酸会反流到食道里，胃排空的时间就会越来越长。

了解到老年人消化系统变弱的特点，我们就要明白粗粮并非吃得越多越好，相反还会引起不适的反应。因此，老年人每天摄入的粗粮应当控制在50g左右为宜，每天主食总量不要超过250 ~ 400g，其中包括粗粮在内。只有科学合理地食用粗粮，才能让老年人的身体处于健康状态，否则过犹不及，适得其反。

粗粮的科学烹饪方式 ▶▶

中国多数家庭常用的烹饪方式就是直接煮熟或使用压力锅快速压熟，其实采用蒸煮的方式更加健康营养，这样可以保证粗粮中的营养不会流失，也不会破坏粗粮中的各种膳食纤维。老年人每天所食用的主食，最好能够搭配其他食物共同进食。如薯类、豆类、全谷物等，不能只吃一种粗粮，更不要每天都吃同一种粗糖，每餐中粗粮占主食的1/8 ~ 1/5即可。切记不要将粗粮研磨得过于精细，甚至打成粉末冲服，这样对老年人的健康都是不利的。在老年人初始食用粗粮时，一定要把握一个原则，一是要少量供给，二是食物制作要软烂，三是要补充水分，让老年人的消化系统有一个逐渐适应的过程。

第十节

误区十：口渴才需要喝水

口不渴不欲饮。有些人天生对喝水"没兴趣"，既不容易口渴，也不想喝水。

这种人体内常会气行不畅，导致津液输送乏力，因此很少感受到口渴。这种人生活中要注意加强身体锻炼。2016版《中国居民膳食指南》中也强调增加身体活动和足量饮水的重要性。水是膳食的重要组成部分，是一切生命必需的物质，其需要量主要受年龄、身体活动、环境温度等因素的影响。轻体力活动的成年人每天至少饮水1500～1700mL（7～8杯）。在高温或强体力活动的条件下，应适当增加。饮水不足或过多都会对人体健康带来危害。膳食中水分大约占1/3，推荐一天中饮水和整体膳食（包括食物中的水，如汤、粥、奶等）水摄入量共计在2700～3000mL。

运动时饮水建议 ▶▶

人在剧烈活动时大量血液流入肌肉，胃肠道的血管处于收缩状态，暂时减少了血液供应。这个时候如果大量饮水，水分就会在胃肠道聚积，造成胃胀等不适症状。同时，剧烈活动后大量饮水，一部分水经胃肠道吸收后进入血液，血液流量就会明显增加，因而心脏的负担也会相应加重。另外，人在运动过程中大量出汗后，同时损失了水分和盐分，如果在这个时候大量饮水，就会加速血液中盐分的流失，使血液中盐的含量降低。运动过程中出汗多，盐分很容易丧失，更易使细胞渗透压降低，造成钠代谢平衡失调，发生肌肉痉挛等现象。由于剧烈运动时胃肠血液少、功能差，对水的吸收能力弱。过多的水渗入到细胞和细胞间质中，就会造成细胞肿胀，而脑细胞肿胀很容易引起血压升高，诱发头痛、呕吐、疲乏、嗜睡、心率减慢甚至昏迷、抽搐等水中毒现象。因此，运动过程中和运动后都要尽量避免大量饮水。

运动过程中不喝水或喝水不足，也会使血液浓度及代谢器官的负担增加，还可能引起头痛、酸痛等症状，运动中饮水量不足还会造成注意力不集中，严重的时候还会引起肾脏疾病和心脏病等并发症。从这个角度来说，运动前、中、后适度饮水是必要的措施，需要认真对待。运动过程中的饮水时间很重要。为了避免运动过程中引起不适，最好在运动前10～20分钟饮用适量的水，运动后5分钟继续少量多次补充水分。很多人习惯在运动之后喝可乐、运动饮料等饮品，或者拿一瓶冰水或者冰镇啤酒瞬间解渴，这种方法其实是不正确的。运动饮料中钾、钠的含量较多，容易吸收过度，尽量不要喝太多。蒸馏水虽干净，但不含有矿物质，饮用的话不会起到什么作用。冰水最好也不要饮用，老年人或者心血管疾病患者喝了冰水会引起胃部不适，或刺激过大而伤到肺部及气管等部位，甚至诱发脑血管的痉挛。

咖啡、可乐等饮料含有大量的糖分，具有刺激性，很容易使血液中尿酸急剧增加而导致痛风。因此，这些饮料都应避免在运动前后饮用。运动后最好的饮品是白开水。如果运动量很大、流汗过多的话，可以在纯净的食用水（矿泉水或凉白开）内添加0.7%～0.9%的食用盐，这样可以及时补充运动过程中体内流失的盐分。大量出汗后，应该少量多次补充水分。运动后喝水的时候不要喝得过多过猛，开始的时候可以漱漱口，润湿咽喉和口腔，把水吐出，然后再喝少量的水。之后每喝一口水都应该在口腔内轻含几秒后再缓慢喝下。这样做不但可以快速地解渴，而且可以有效地控制自身的饮水量，避免喝得太猛太多而造成胃部不适、腹胀与疲惫感。

第十一节
误区十一：老年人多喝稀粥有益健康

俗话说"老人喝粥，多福多寿"。从古至今，很多老年人都把这句话当作养生名言。人老了，消化系统衰退了，适当喝粥的确有利于消化，但如果天天如此，反而对身体不利。老年人的运动量减少、肠胃功能减弱，适当喝粥能养胃护胃，但不能作为一天三餐的主要食物，必须搭配蔬菜、水果、糕点、杂粮、谷物、豆制品等食物。

老年人以稀粥代饭会带来许多健康风险，具体来说，有以下几种。

（1）增加老年人便秘及慢病风险

如果老年人的粥品的食物来源仅仅是一些加工过度的谷类，精细的谷物的血糖生成指数更高，胃排空时间缩短，促进肠道蠕动的膳食纤维、增加肠道益生菌的营养素摄入不足，还会使人更容易饥饿，势必会增加便秘和其他如高脂血症、糖尿病等慢性病的风险。

（2）可能导致老年人营养不良

喝粥不利于老年人的营养补给。老年人的饮食摄入量有限，如果以粥为主食，那么在相同的体积下，粥可以提供的能量及营养素相对其他固态食物少，膳食摄入量不足、结构不合理容易造成营养不良。

（3）不利于机体自身对食物的消化

长期喝粥的老年人，由于咀嚼食物的频率下降，将不利于机体自身对食物的消化。因为咀嚼可以将体积较大的食物进行初步研碎，便于食物和消化液接触更充分，还可以促进消化液的分泌。

第十二节

误区十二：做一顿饭吃一天，省时又省力

现代经济的发展，生活节奏的加快，使得年轻人都活跃在职场，无法顾及家庭。很多老年人都独自在家，又因为老年人的生理特征，体力下降，味觉、视觉等感官功能退化，因此他们更喜欢省事、省时、省力的方法。有的时候就会选择"只做一顿饭，一吃吃一天"的做法。可是这种做法从本身来讲就有很多弊端。

第一，"做一顿，吃一天"势必制作的量会增加，不符合饮食量的大量食物摆在眼前，无法均衡地控制每一餐的量，就容易吃多，这会增加老年人消化系统的负担。再加上老年人新陈代谢的降低就容易增长脂肪，甚至导致血脂升高或者血糖不稳定等问题。若无法正确估计一天所需食物的数量，剩余的食物就会增加，产生不必要的浪费。

第二，刚做出来的食物，色、香、味都符合口味需要，但是放置一段时间之后，经过氧化，颜色会变得更深，油脂的渗透也会导致失去原本的色泽。口味也会因为有水分的蒸发而变得更浓重，散发的气味自然也会有一定的变化。食材的营养成分随着放置时间的延长而流失得更多。所以放置一段时间的食物，色、香、味和营养价值都与刚烹调出来时大相径庭。老年人的食欲本就不是很好，如果感官不佳就更没食欲了，久而久之便会造成营养不良。

第三，这样做比较容易造成偏食和营养失衡。一方面，老年人一般会选择烹调简单、易储存的"当家菜"（当家菜就是百姓家中常备，餐桌上常见的菜，如番茄、白菜、豆角、萝卜、土豆、茄子等）。同时也会选择更为方便的烹饪方法如拌、煮、蒸等，这样做违背了食物多样化的原则。另外，制作的食物自然容易偏向于选择自己爱吃的食物，或者先吃掉自己喜欢的部分，这种方式也容易导致营养摄入的不均衡。

第四，也是最重要的一点，这样做很容易引发食源性疾病（即所有因为食物而引发的疾病）。大家都知道，如果没吃完的素菜放置过久就会产生较多亚硝酸盐。那么肉类食物就安全吗？答案是否定的，肉类食物放置久了也同样会产生亚硝酸盐。并且食物在放置过程中不仅会有有害化合物的产生，内源性微生物的侵扰还会产生污染。另外，反复加热的食物更容易变质，如果加热不完全，中心的温度达不到标准反而有利于细菌和微生物的生长繁殖。

更有甚者，因为子女晚上回家吃饭，所以老人就只是认真地做一顿色香味俱全且有营养的晚餐，第二天自己在家时就吃前一天晚上的剩菜。这种情况屡见不鲜。可其实这种状况更可怕，因为不仅有上述四条危害，晚餐若吃得过饱，还会增加脏器负担，影响睡眠。大多数老年人本就有睡眠障碍，久而久之，慢性疾病的患病率会大大增加。

第十三节

误区十三：喝酒能活化血管，
预防动脉粥样硬化

现在有一种说法是：适量饮酒可以活化血管，预防动脉粥样硬化。

此说法初步源于中医理论"酒具有活血化瘀，营养保健的作用"。近代研究亦发现，酒中的活性成分类黄酮、酚类、黄酮醇、白藜芦醇、多酚等具有重要的生物学作用，主要功能是：清除自由基；预防脂肪过氧化；抑制一些水解酶类和氧化酶类等的作用。于是得出结论：少量饮酒可以提高"好胆固醇"的含量，所以可以防治动脉粥样硬化，进而防治心脑血管疾病。同时，少量酒精还能减少血小板的凝集，促使纤维蛋白溶解，进而减少血栓形成。可需要注意的是适量饮酒会使高密度脂蛋白胆固醇升高，但同时血浆三酰甘油水平也升高了。尤其中高度白酒，因大量酒精摄入（＞60g/d）可导致高血压及出血性脑卒中的发生，并可能带来酗酒等社会问题。因此，并不推荐单纯用饮酒来降低心血管疾病的风险。如果饮酒，一定要定量。并建议饮酒要随餐。

于是又出现了第二种，说红葡萄酒是可以预防肥胖和心脑血管病的，因为其含有白藜芦醇、花青素、丰富的钾、铁等矿物质，还含有果酸、有机酸等营养物质，可以起到抗氧化、抑制血小板聚集、降血脂及修复血管内皮损伤等作用，可起到预防或延缓动脉粥样硬化发展的作用。此说法主要源于"法国矛盾"。从流行病学观察，同样是欧洲饮食习惯的法国，摄入的乳制品含量明显高于美国，但是患肥胖症和心脑血管疾病的人却低很多，于是总结出法国的这种特异现象应该归结于法国人几乎家家喜欢喝红葡萄酒。但是，毕竟葡萄酒是含有酒精的，而过量摄入酒精是不利于冠心病患者的，因此即便葡萄酒好处多多也不能多喝，建议男性每天不超过250mL，女性不超过150mL。而实际上葡萄酒之所以存在这么多益处基本源于葡萄，所以与其用喝葡萄酒来达到想要预防或控制动脉粥样硬化的目的，不如多吃些葡萄或喝一杯用整个葡萄鲜榨的自制葡萄汁。

事实上，自2017年起世界卫生组织已经明确反对靠饮酒来预防心脑血管疾病。据世界卫生组织统计，有60种疾病皆与饮酒相关，酒精引起的疾病发病率和死亡率均高于吸烟。面对适量饮酒有益健康长寿，世界卫生组织说"NO"，并说世界上每10秒就有一人死亡源于饮酒。

健康生活，限量饮酒。2017年世界卫生组织提出饮酒越少越好，不喝最好。我们应该从保护健康的角度做出明确的选择，自觉地限量饮酒。对于仅仅有喝酒习惯的人群呢，建议选择葡萄酒，限量饮用，尽量不要喝白酒特别是高度白酒。对于不常喝酒或不喜欢喝酒的人群，不要因为任何的保健功能或预防心脑血管疾病而选择饮酒，酒精对于人体而言还是弊大于利的。酒中的酒精大致含量见表7-2。

表7-2　酒精换算表

种类	25g 酒精	15g 酒精
啤酒	750mL	450mL
葡萄酒	250mL	150mL
38度白酒	66g	40g
52度白酒	48g	29g

第十四节

误区十四：老年人晨练，越早越好

现在很多老年人都会把锻炼的时间放在早晨，一方面因为俗话说"一日之计在于晨"，所以总会有一种晨练可以使身体"醒过来"的感觉，而且在晨练之后，胃口会变得更好，感觉一整天都神清气爽。所以，老年人通常认为晨练可以更养生。还有一方面老年人的睡眠质量普遍不够好，不仅睡得晚，而且醒得早，醒来之后就很难再入睡了，有时硬要睡可能还会引发头痛等不适，所以很多老年人醒了之后就选择外出锻炼。

科学晨练会使人体的氧气吸入量增加，提升人体供氧能力，提高机体的新陈代谢，促进血液循环。所以科学晨练可以改善人体的神经系统功能、提高呼吸系统和循环系统功能、提升身体强度和灵活性。但怎样才是科学晨练呢？

首先，有一条中医理论是"胃不和则卧不安"，也就是说提倡老年人的晚餐吃一些软、烂、好消化的食物，并且不宜吃得过饱，晚餐后也不要喝过多的水，尽可能提高睡眠质量。如果还是醒得太早，也应该缓一下，慢慢起床。起床之后也不要着急出门，洗漱之后可以适量吃些东西，然后温和地在室内活动一下，如做一些简单的家务。

其次，老年人应该选择，夏季早上6:00 ~ 9:00，冬天7:00 ~ 10:00外出晨练，有高血压、心血管疾病患者冬天最好8:00之后再出门进行锻炼。主要是因为早晨6:00以前空气质量并不好，污染物不易扩散，而且绿色植物一晚没有进行光合作用，空气中积存了大量的二氧化碳。所以6:00前是污染的高峰期，过早出门晨练对身体健康是不利的。另外，清晨冠状动脉张力高，交感神经也比较兴奋，而且无论是夏天还是冬天，早晨的温度相较于全天而言都偏低，在温度的反差下容易使血压升高，突发心血管疾病。而且，过早出门的老年人通常选择空腹晨练，晨练结束后和伙伴们一同用早茶或回家再吃早餐，所以极易出现低糖血症现象。因此，专家建议老年人应在吃完早餐等太阳出来1小时左右，温度较平稳的时间，再出门晨练。地点以广场、公园等视野开阔的地方为宜，不要在车流量较多的马路旁晨练，一是不安全，二是空气质量不够好。另外，雾天和雾霾天，空气中有很多有害物质，因此这些天气不适合晨练。下雨、下雪天为避免摔倒、滑倒也不适宜外出晨练。

再次，晨练虽好，但也不是必须天天都要进行的。专家推荐每周晨练4～5天后休息一两天，使机体得到缓冲和恢复才是最科学的晨练。此外，晨练是否进行也要视个人具体情况而定，千万不要为了锻炼而锻炼。如果感到身体不适，如感冒发热、心慌心乱或一些疾病正处于急性、发病期就应该避免晨练，前一晚睡眠质量有问题的人也不适合进行晨练，以上的情况均应等身体状态改善之后再参加锻炼。心律不齐，肝肾功能不好，贫血的老年人都应注意最好不要进行晨练，或者选择一些小运动量的活动进行锻炼。对于有心脑血管疾病和高血压的患者，最好服用完药物再进行晨练活动。晨练时还应注意保暖，随时增添衣物，以出门不冷、活动后微汗为宜。

最后，为避免脱水，老年人应喝些温水后再进行锻炼。晨练中也要注意适量补充水分，水温不可过高或过低。饮水量一次不宜过多，饮水超量会增加心脏负担，冲淡胃酸，影响肠胃的消化功能。因此一般锻炼时饮水量应该根据需要，遵循少量多次的原则，不要等口渴了再去大量饮水。

晨练之后有两不 ▶▶

不能立刻喝冷水和冰饮料，因为它会对胃肠产生强烈的刺激，从而造成胃痛和消化不良的后果；

不宜立即洗冷水澡，锻炼使毛孔扩张，皮肤受冷会让毛孔关闭，体内热量无法散失而导致发热感冒。

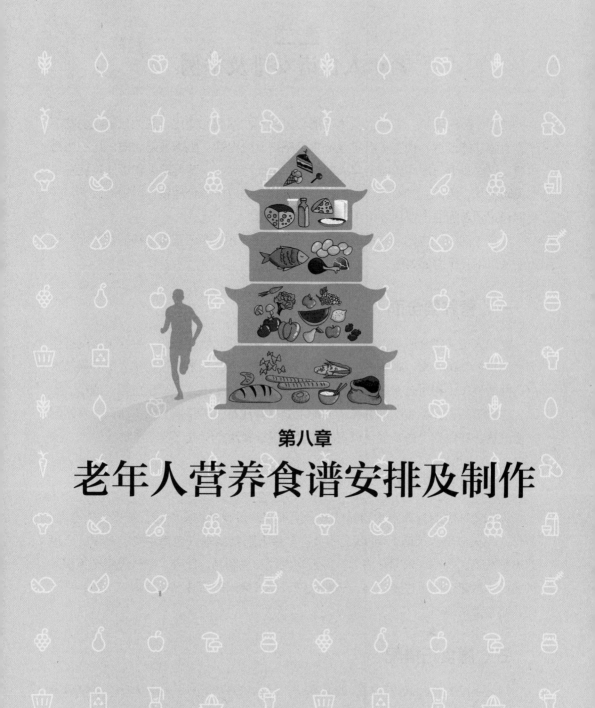

第八章

老年人营养食谱安排及制作

第一节

老年人食谱安排及举例

由于年龄的增长，老年人身体功能会出现不同程度的变化，如消化吸收功能下降、心脑功能衰退、视觉和听觉及味觉等感官反应迟钝、肌肉萎缩、瘦体组织量减少等。这些衰退可严重影响老年人的健康，从而使老年人营养缺乏和慢性疾病发生的风险增加。因此，针对这些问题，老年人膳食更应注意合理设计，精准营养，并提倡通过营养师的个性化评价来获取指导和改善。

日常生活中，应如何安排老年人的一天三餐，并能保证获得足够的营养呢？重点应从以下几个方面关注。

一、营养要全面

老年人每天膳食所提供的蛋白质、脂肪、糖类的比例要合适，并含丰富的维生素及适量的微量元素、膳食纤维和足量的水分等，这些都是保证老年人营养最基本的条件。老年人相对青少年和体力劳动人员，活动量较小，热量也应相对减少。所以，在食谱的设计及食物的选择和调配上要尽量注意营养平衡，味美可口，食物制作要细软，并做到少量多餐，进餐次数可采用三餐两点制或三餐三点制。

二、食物要多样

不同食物中的营养素和有益成分含量不同，只有食物多样化，营养才能全面。老年人每天应至少摄取12种以上的食物。每天膳食基本应包括牛奶、鸡蛋、适量的肉和蔬菜、水果、米面杂粮等，每天吃大豆及豆制品。此外，每一类食物不仅品种要经常翻新，数量也要充足。一般来说，每天摄入的食物品种提倡杂一些，广一些，避免菜肴单一。

三、膳食巧搭配

巧妙搭配的食物清香可口，营养齐全，其中氨基酸互补，能提高蛋白质的营养价值。如菌藻类、甘薯类、鲜豆及其制品、坚果等素食，可以和肉、禽、鱼虾等荤菜搭配，做成肉末豆腐、雪里蕻黄豆、草菇明虾球、牛柳西芹白果等菜肴。将蔬菜添加到肉食中，不仅能增加食物的美味，同时还可以增加营养素的协同作用。

四、制作要精心

在烹调上要注意老年人的生理特点，尤其对于高龄老年人和咀嚼能力下降的老年人，饭菜更应煮软烧烂，如软饭、稠粥、细软的面食等，如表8-1所示。将食物切小切碎，或延长烹调时间；肉类食物切成肉丝或肉片后烹饪，也可以剁成肉糜制成肉丸食用；鱼虾类可做成鱼片、鱼丸、虾仁等；坚果、杂粮可碾碎成粉末；质地较硬的水果或蔬菜可榨汁。形式上多采用炖、煮、蒸、烩、焖、烧等烹调方法，少用煎炸和熏烤等。每餐中尽量做到有干有稀、有菜有汤、色香味美、形式多样，这样既能增加老年人的食欲，又能满足视觉上的享受。

表8-1 老年人的食物加工制作方法和食物宜忌

膳食分类	适合人群	膳食原则	该人群适合食物	该人群不宜食物
普通饮食	消化功能无障碍、咀嚼能力正常，饮食要求无限制的老年人	合理营养，平衡膳食，食物要多样，具色、香、味、形，促进消化和吸收	正常饮食中的食物均可食用	具有刺激性的食物；易胀气的食物；煎炸、油腻的食物
软食	消化不良、有口腔疾病、轻度咀嚼障碍的老年人	食物细软，植物纤维及较硬的肌肉纤维较少，易于咀嚼	软烂的米面食物及制品；去刺和骨的鱼虾畜禽肉类；易切碎煮软的叶菜、薯芋类、茄果类食物；各类乳制品及蛋类	煎、炸、烤的食物；富含粗纤维的蔬菜；大块带骨带刺的肉类食物；糙米、硬米饭、整粒豆子坚果
半流食	有胃肠消化道疾患、口腔疾病、中度咀嚼障碍或轻度吞咽困难的老年人	食物较稀软，植物纤维较少，易于咀嚼易于消化	松软的半固体米面食品及制品；易切碎煮软的叶菜、薯芋类；茄果类食物；去刺去骨切碎的鱼虾肉蛋类；各类乳制品	米饭、粗粮类；煎、炸、烤的食物；大块的富含粗纤维的蔬菜；大块带骨带刺的肉类食物

五、老年人常用膳食举例

1.普通饮食

（1）例一

> 早餐　牛奶冲麦片：牛奶200g；麦片15g
>
> 　　　煎鸡蛋：鸡蛋50g

烤咸面包片75g

椒油笋丝：笋丝100g

午餐　芋儿烧排骨：芋头75g；排骨50g

海米油菜：海米5g；油菜150g

蒜蓉豇豆100g

紫米饭：紫米40g；大米10g

玉米面发糕：玉米面50g

鸡蛋木须汤：木耳2g；黄花菜5g；鸡蛋10g

加餐　香蕉300g

晚餐　豉汁蒸鲈鱼：鲈鱼75g

肉丝苦瓜：猪肉20g；苦瓜100g

清炒油麦菜：油麦菜150g

枣面馒头：大枣10g；面粉50g

大米绿豆粥：大米15g；绿豆10g

加餐　酸奶125g

全天用盐6g；油30g

该食谱营养素含量：能量2004kcal，蛋白质78g，脂肪66g，糖类275g，蛋白质、脂肪及糖类供能比为16 ： 29 ： 55。

（2）例二

早餐　豆浆200g

煮鸡蛋50g

香菇素菜包：香菇10g；油菜50g；面粉75g

拌西芹百合：西芹50g；百合10g

午餐　栗子扒翅中：栗子15g；鸡翅中50g

肉丝冬笋木耳：猪肉25g；冬笋75g；木耳2g

蚝油生菜：生菜150g

米饭：大米50g

五香卷：面粉50g

紫菜蛋花汤：紫菜1g；鸡蛋10g

加餐　鸭梨250g

晚餐　红烧牛肉面：牛肉100g；面粉50g

老醋果仁菠菜：果仁10g；菠菜100g

茄汁日本豆腐：日本豆腐100g

蒸山药：山药50g

加餐　牛奶250g

全天用盐6g；油30g

该食谱营养素含量：能量2038kcal，蛋白质84g，脂肪64g，糖类281g，蛋白质、脂肪及糖类供能比为17 ： 28 ： 55。

2.软食

（1）例一

早餐　豆腐脑200g

茶叶蛋50g

摊西葫芦饼：面粉75g，西葫芦25g

椒油笋丝：莴笋75g

午餐　猪肉白菜水饺：猪肉50g；白菜100g；面粉100g

拌青瓜木耳：黄瓜75g；木耳3g

爽口泡菜：圆白菜75g

加餐　蛇果250g

晚餐　清蒸银鳕鱼：鳕鱼75g

彩椒鸡柳：鸡肉20g；彩椒100g

蒜蓉苋菜：苋菜125g

软米饭：大米50g

小米南瓜粥：小米15g；南瓜20g

加餐　牛奶250g

全天用盐6g；油28g

该食谱营养素含量：能量2012kcal，蛋白质80g，脂肪66g，糖类275g，蛋白质、脂肪及糖类供能比为16 ： 29 ： 55。

（2）例二

> 早餐　牛奶煮麦片：牛奶200g；麦片15g
>
> 　　　五香鹌鹑蛋30g
>
> 　　　咸面包片75g
>
> 　　　热拌胡萝卜丝豆腐丝：胡萝卜100g；豆腐丝15g
>
> 午餐　宫保三色虾球：虾球50g；桃仁20g；黄瓜25g
>
> 　　　冬笋里脊丝：冬笋50g；里脊丝25g
>
> 　　　清炒木耳菜：木耳菜150g
>
> 　　　二米饭：大米30g；小米20g
>
> 　　　小馒头50g
>
> 　　　豆苗鸡汤：鸡汤50g；豆苗15g
>
> 加餐　蒸广梨250g
>
> 晚餐　打卤面：面粉50g；西红柿100g；鸡蛋25g
>
> 　　　拌莴笋丝熟鸡丝：莴笋50g；鸡丝25g
>
> 　　　蒸茄泥：茄子100g
>
> 　　　煮芋头：50g
>
> 加餐　果料酸奶125g
>
> 　　　全天用盐6g；油30g

该食谱营养素含量：能量2013kcal，蛋白质76g，脂肪66g，糖类278g，蛋白质、脂肪及糖类供能比为15 ∶ 29 ∶ 56。

3.半流食

（1）例一

> 早餐　小米百合粥：小米20g；百合10g
>
> 　　　煮鸡蛋：鸡蛋50g
>
> 　　　叉烧包：肉25g；面粉75g
>
> 　　　拌茄泥：茄子100g
>
> 午餐　桃子200g
>
> 　　　汆丸子西红柿：肉25g；西红柿50g
>
> 　　　溜鱼片青瓜木耳：黑鱼50g；黄瓜50g

> 烧冬瓜：冬瓜150g
>
> 紫米馒头：紫米20g；面粉30g
>
> 摊鸡蛋软饼：面粉25g
>
> 加餐　酸奶125g
>
> 晚餐　小馄饨：肉25g；面粉50g
>
> 鸡茸蒸南瓜：鸡泥25g；南瓜75g
>
> 姜汁菠菜：菠菜125g
>
> 奶黄包：面粉25g
>
> 加餐　牛奶200g
>
> 全天用盐6g；油25g

该食谱营养素含量：能量1833kcal，蛋白质76g，脂肪58g，糖类252g，蛋白质、脂肪及糖类供能比为17 ： 28 ： 55。

（2）例二

> 早餐　牛奶：200g
>
> 香葱蒸水蛋：鸡蛋50g
>
> 咸面包：75g
>
> 拌三丝：胡萝卜50g；青笋50g；粉丝15g
>
> 午餐　鸡丝香菇细切面：鸡丝25g；面粉50g；鲜香菇15g
>
> 西红柿南豆腐烩虾片：虾片50g；南豆腐100g；西红柿25g
>
> 清炒木耳菜：150g
>
> 枣面发糕：面粉50g
>
> 加餐　香蕉150g
>
> 晚餐　滑溜里脊丝冬笋丝：里脊肉25g；冬笋50g
>
> 蚝油丝瓜：丝瓜100g
>
> 肉末碎菜粥：肉25g；油菜25g；大米25g
>
> 豆沙包：面粉50g
>
> 加餐　酸奶150g
>
> 全天用盐6g；油26g

该食谱营养素含量：能量1859kcal，蛋白质81g，脂肪56g，糖类258g，蛋白质、脂肪及糖类供能比为18 ： 27 ： 56。

第二节

健康膳食模式

近20年来随着经济高速发展，物质生活水平不断提高，传统的膳食结构也在发生显著变化。餐桌上禽类、畜类、海鲜类等动物性食物不断增加，相反谷类、薯类、蔬菜类等植物性食物不断减少，营养失衡所带来的慢性疾病快速增长。大量的数据证实糖尿病、高血压、高脂血症、痛风甚至肿瘤等常见疾病的发生，与长期不良膳食习惯有着密不可分的关系。现代社会越来越推崇健康的生活理念，简单吃饱、吃好已经不能满足人们对健康生活的需求，科学、营养、健康的膳食模式不断地得到推广，越来越得到大众的认可。

老年人各组织器官功能随着年龄增长而逐渐下降，身体各种适应能力也在不断减弱，许多老年人患有一种甚至几种慢性疾病。因此，培养健康的饮食习惯，寻找适合自己身体状况的膳食模式，科学、合理地安排每天饮食结构，是老年人重要的养生手段。

什么才是好的饮食模式？由美国健康专家联合推出的全球最佳饮食排行榜，评选出11种健康饮食模式，分别为：降压饮食（DASH）、地中海饮食、低脂肪饮食、观察体重饮食、梅奥诊所饮食、弹性素食饮食、能量密度减肥饮食、珍妮·克莱格体重管理饮食、低脂高纤的欧尼斯饮食、减肥达人饮食、传统亚洲饮食。以上膳食模式的共同特点：提倡部分全谷杂粮类食物和多品种蔬菜、水果，控制饱和脂肪酸的摄入，少食红肉、动物脂肪和糖类，多食蔬菜、水果、橄榄油、鱼类、坚果，限制全天总热量。下面具体介绍几种适合老年人的健康膳食模式。

一、降压饮食

降压饮食又称得舒饮食、DASH饮食，是一种为预防高血压而设计的长期健康饮食方式。它建议人们控制饮食中钠的摄入量，尽量多选择钾、钙、镁等离子含量丰富的食物。坚持执行此种膳食原则，能有效预防和降低高血压，同时还有防治心脑血管疾病、糖尿病和肿瘤的作用。

膳食特点：多吃全谷杂粮类食物，粗细粮比例各占50%；蔬菜、水果保证充足的数量，每天品种也需多样化，各颜色蔬菜搭配食用；水果选择完整水果为佳，一般不榨成果汁后食用。选择低脂（或脱脂）奶，尽量减少饮食中总的油脂含量（特别是富含饱和脂肪酸的动物性油脂、含反式脂肪酸的食物），适度摄入瘦禽肉类、鱼类、豆类、坚果等富含优质蛋白的食物。尽量少食用甜食，特别是饭后甜点，可用水果替代。严格限制食盐摄入量，每天不超过6g，尽量不食用高盐的加工食品（如咸鱼、腊肉、香肠、咸菜、酱豆腐等），辣椒、大酱等调味料适量使用，可取代食盐。拒绝饮酒。长期的实践观察证明，降压饮食有助于对高血压的控制。

二、地中海饮食

希腊、法国、西班牙、意大利南部等地中海沿岸地区居民所采取的饮食方式。虽然膳食中脂肪含量比较高，但经常食用豆类、鱼类及坚果类，畜肉类摄取很少，提倡食用橄榄油，因此膳食脂肪多为单不饱和脂肪酸和多不饱和脂肪酸，饱和脂肪酸含量较低，而且食用大量新鲜的水果、蔬菜及少量红酒。在地中海地区国家尤其是希腊，当地居民的心、脑血管疾病和癌症的发病率、死亡率一直处于较低水平。

膳食特点：食物加工程度低，食物新鲜程度高，其常用于调味的的番茄、洋葱和大蒜，加上烹调用橄榄油，对心血管有着很重要的保护作用；食材选择上多用当地、当季的自然食物，以植物性食物为主，包括多品种的蔬菜、水果，各类谷物杂粮、豆类、坚果等，提供了主要的能量、蛋白质、维生素、矿物质、膳食纤维及抗氧化物质；每周适量的鱼类、海鲜、禽肉和蛋类，每月仅食用几次红肉，食用油以橄榄油为主，不仅提供了优质蛋白，各类脂肪酸也达到理想比例；同时每天食用少量的奶酪和酸奶；用水果替代餐后甜品、糕点，减少糖类的摄入；每天少量饮用红酒。地中海地区居民普遍长寿，很少发生糖尿病、高脂血症等现代疾病。近年来地中海饮食结构越来越得到关注和重视。

三、低脂肪饮食

在膳食结构中胆固醇和三酰甘油含量较少的为低脂肪饮食。膳食全部采用低脂肪食物，限制饱和脂肪酸和糖类的摄入，限制总能量。这种饮食方式能有效降低体重，预防高脂血症，对心脑血管健康有促进作用。

膳食特点：烹调方法需特别注意，尽量选择清蒸、水煮、凉拌、水焯等清淡、少油的方法，避免油炸、油煎、红烧等重油的方式。在食材选择上，全谷杂粮类和薯类食品占主食的50%，大量的新鲜蔬菜和适量的水果，提供了丰富的维生素、矿物质及膳食纤维，同时增加饱腹感。选择鱼肉、禽瘦肉、大豆制品等脂肪含量偏低的食物提供优质蛋白质，减少食用畜肉、动物内脏、贝类、鱿鱼等，降低饱和脂肪酸和胆固醇的摄入。控制全天植物油总量，避免食用动物油脂、肥肉、反式脂肪酸及甜点，不饮酒。控制全天的食物总量。

四、平衡膳食模式

平衡膳食模式是中国营养学会制定的通过中国居民膳食指南提出的膳食模式。其充分考虑当前我国居民膳食结构中的不同情况，结合中国人的饮食习惯和健康需求，提出全天各类食物种类、数量及所占比例，引导民众实现健康的自我管理，长期坚持理想的膳食模式，坚持运动，保持健康体重，预防慢性疾病，提升大众的健康水平。

膳食特点：提倡食材新鲜、食物多样，每天摄入12种以上食物，每周摄入25种以上；以谷物食品为主，其中全谷类、杂豆类和薯类占全部粮食类食物近50%比例；每天保证摄入充足的蔬菜，品种避免单一，深色叶菜必不可少；摄入适量水果，最好选择2种以上，食用完整水果；维持适量的动物性食物，增加低脂肉类如鱼肉、禽瘦肉等白肉比例，优化动物性食物结构，提高不饱和脂肪酸的含量；提倡天天食用大豆制品和少量坚果，每天一杯奶，一个鸡蛋；控制油脂和盐的摄入量；每天活动6000步。

健康膳食模式可作为老年人调整日常膳食的重要依据，在实际应用时要根据当地的饮食习惯和个人的具体情况进行适当安排。不必机械地做到每天膳食都达到理想膳食模式的标准，膳食对健康的影响是长期的结果。只要有健康膳食理念，长期保持膳食结构达到一个平衡合理的状态，将会有效降低各类慢性疾病的发生率，提升老年人生活质量，增加长寿人群比例，使老年生活更加幸福。

第三节
科学的烹调方法

制作美味佳肴不仅需要使用好的食材，更需要科学的烹调。什么是烹调？顾名思义，烹，就是加热，调就是调味。原料经过加热后会发生物理及化学变化，利用这些变化，使其制成色、香、味、形俱佳的菜肴。在这一过程中，不同的烹调方法，会使食物在这个过程中发生不同的变化。有的变化既能增加食物的色、香、味，又能使其变得好消化吸收，而有的变化却不仅会使食物的营养素被大量地破坏掉，甚至还可能产生有害成分。因此，科学的烹调方法就是既能够保持食物的色、香、味，又能够保持营养价值最大化的存留。只有这样，才能在人们享受美味的同时，尽量吸收到身体所需要的营养。所以说，科学的烹调是保证膳食质量和保存食物中所含的营养成分的重要保证，对食物的消化、吸收、利用和提高其营养价值均有协同作用。

一、科学烹调的原则

烹调作为一门科学，对改善饮食、增进食欲大有好处。大概有以下几条原则。

（1）蔬菜要趁新鲜食用

蔬菜越新鲜营养越丰富，也越好吃，所以应尽量趁新鲜食用。尤其对于一些时令蔬菜，如果放在冰箱内保鲜，时间宜越短越好。

（2）少扔菜叶

蔬菜有色部分含维生素多，白色部分较少，所以应尽量把有色的菜叶留下。如芹菜等菜类，人们在择菜过程中往往去叶留茎，实际上芹菜叶的营养是很丰富的。

（3）适当洗涤

洗涤原料可以减少微生物污染，除去寄生虫卵和泥沙杂物，保证食品卫生。但洗涤次数和方法要得当。如大米的淘洗要用冷水不应用流水或用热水，更不能用力搓洗。蔬菜要先洗后切，而且注意不要把菜切得太碎，避免维生素和矿物质损失。还有如扁豆、圆白菜等菜类，可以用手掰开加工的，尽量少用刀切。

（4）食物生熟要相宜

有的食品如黄瓜、西红柿类蔬菜宜生吃，但并非所有食物生吃都好，如胡萝卜生食或熟食各有益处。淀粉类食品只有煮熟后才容易消化吸收，蛋、鱼等也应烧熟后再吃。

（5）注意颜色搭配

色、香、味、形是食品制作的要素，应尽量把主副食品的颜色搭配好，以促进食欲。如可利用米面的白、蔬菜的绿、肉类的红、大豆的黄，使餐桌上五颜六色，香色味俱佳，让人充分享受舌尖上的美食。

二、科学烹调注意事项

我国的烹调方法丰富多彩。有炒、炝、蒸、煮、煎、炸、氽、焯、涮、焖、烧、烩、炖、煲、熘、羹、烤、卤、酱、熏、拔丝、椒盐、串烧、铁板、煎烹、火锅、汽锅、凉拌、竹筒等数十种。在日常烹调时我们应注意如下事项。

（1）计划备料

要根据就餐对象具体情况，准确计算切配数量，切勿过多，以免因不能及时烹调食用而造成浪费。尽量不吃剩菜和隔夜菜。

（2）沸水焯料

有些菜肴为了去异味、缩短烹调时间要做焯水处理。焯水时要大火沸水，时间要短。动物性原料骤受高温蛋白质可迅速凝固，从而保护了原料内部的营养素。植物性原料尤其是蔬菜用沸水焯，不仅能减少色泽的改变，也可以减少维生素的损失。有些蔬菜如菠菜、芹菜、冬笋等食物的草酸会与钙结合成钙盐，从而降低钙的吸收。由于草酸易溶于水，烹调时可先用开水焯一下，这样可以减少对钙吸收的影响。

（3）上浆挂糊

即将淀粉或蛋液调制的糊均匀裹在原料上。烹调时浆糊遇热形成保护壳，避免原料与高温油脂直接接触，可减少水分和营养素的溢出及与空气接触的氧化，并降低高温引起的蛋白质变性及维生素分解。菜肴不仅色泽明快，味道鲜美，营养素保存得多，也易于消化。

（4）旺火急炒

要掌握做菜的火候。烹调做菜时要注意热力高、速度快、时间短。即使是做蔬菜汤也应该等水开锅后再放菜，这样可缩短蔬菜的水煮时间。另外，动物性的食物加热时间缩短，也可减少维生素的损失。例如，猪肉切丝旺火急炒，维生素B_1的损失率为13%，而切成块用文火炖，维生素B_1的损失率则为65%。

（5）避免用高温油炒菜

很多人炒菜时喜欢高温快炒，习惯炝锅，等油冒烟了才放菜。这种做法不科学。高温油会破坏掉食物中的营养成分，还会产生一些过氧化物和致癌物质。因此，提倡低温烹调。还可适当食用一些拌菜，这样既可减少营养素的损失，也可减少烹调用油。

（6）加醋忌碱

酸能保护食物原料中的维生素少受氧化，故凉拌蔬菜时可提前放醋，这样还有杀菌作用。烹调动物原料也可先放醋，如红烧鱼、糖醋排骨等。碱会造成食物中维生素和矿物质的大量损失，因此烹调时，尽量不加碱。

（7）勾芡收汁

可以使汤汁浓稠，与菜肴充分融合，既减少了营养素的流失，又使菜肴味道可口。淀粉中谷胱甘肽所含的巯基，具有保护维生素C的作用。有些动物性原料如肉类与蔬菜一起烹调也有同样的作用。

（8）酵母发酵

制作面食时，尽量使用鲜酵母或干酵母，不仅可保护面食中的维生素，还会因酵母菌的大量繁殖而增加了面粉中B族维生素的含量，同时破坏面粉中的植酸盐改善某些营养素消化吸收不良的状况。主食应以蒸、炒方法较好。而捞、煮等方式会使食物中的营养物质溶入汤里，很少有人大量喝汤，营养素也因此流失了。

（9）少煎炸

炸猪排、炸鸡排、煎鱼等烹调方法往往能增加食物的美味，促进食欲。但这种烹调方法会给人体带来健康风险。高温油炸时，食物中的营养素会遭到破坏。食物中的蛋白质、脂肪在高温油炸或烧烤时，会产生一些具有致癌性的化合物，故此，应多采用蒸、煮、炖、煨、炒的方法代替。

（10）盐腌制品要少吃

烟熏和腌制肉的食品虽然是我国传统保存食物的方法，但此类食物多经过盐渍、风干、发酵、熏制，使用较多的食盐，同时也存在一些食品安全和健康隐患，长期食用会对人体健康带来风险，所以应少吃此类肉制品。

（11）烤制食品

烤箱温度可控制在200℃以下。若食材外包锡纸，局部温度可以保持在100℃左右，这样食物受热均匀，营养素就能得到较好地保存，产生的有害物质也会有效减少，此种烹调方法值得提倡。但如果明火烧烤肉串，因温度高易产生致癌物，不建议食用。

（12）巧用现代炊具

高压与常压烹调相比，更加简便快捷。同时因锅体封闭，有利于保存食材中的营养物质，使脂肪氧化程度低，不易产生致癌物质。微波加热效率高，烹调时间相应缩短，因此维生素C、类黄酮和叶绿素的损失较小，也不会在菜肴中增加过多的油脂，非常方便实用。

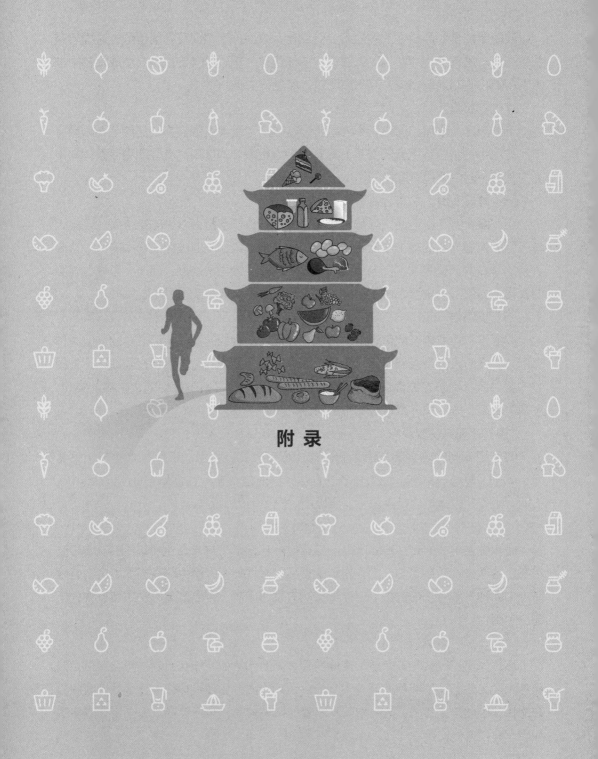

附 录

附表1 常见食物含水量　　　　　　　　　　　　　　　　　　单位：g/100g

食物名称		水分		食物名称	水分
谷类及制品	面条（富强粉，煮）	72.6		豆角	90.0
	花卷	45.7		荷兰豆	91.9
	馒头（均值）	40.3		四季豆	91.3
	米饭（均值，蒸）	70.9		豇豆	90.3
	粳米粥	88.6		黄豆芽	88.8
	烙饼（标准粉）	36.4		绿豆芽	94.6
	油饼	24.8		茄子（均值）	93.4
	油条	21.8		西红柿	94.4
	小米粥	89.3		辣椒（青，尖）	91.9
	小豆粥	84.4		柿子椒	93.0
薯类、淀粉及制品	藕粉（未冲）	6.4	蔬菜类及制品	冬瓜	96.6
	粉条	14.3		黄瓜	95.8
	粉丝	15.0		苦瓜	93.4
蛋类及制品	鸡蛋（均值）	74.1		南瓜	93.5
	鸭蛋	70.3		丝瓜	94.3
乳类及制品	牛乳（均值）	89.8		西葫芦	94.9
	酸奶（均值）	84.7		洋葱	89.2
干豆类及制品	豆腐（均值）	82.8		韭菜	91.8
	豆浆	96.4		大白菜（均值）	94.6
	豆腐干（均值）	65.2		小白菜	94.5
	豆腐脑	96.7		油菜	92.9
	豆奶	94.0		圆白菜	93.2
蔬菜类及制品	白萝卜	93.4		大蒜	66.6
	胡萝卜	89.2		香菇	91.7

续表

食物名称		水分	食物名称		水分
蔬菜类及制品	鲜蘑	92.4	水果类及制品	荔枝	81.9
	葱	91.0		芒果	90.6
	海带（浸）	94.1		香蕉	75.8
	西蓝花	90.3		西瓜（均值）	93.3
	菠菜	91.2		柚子	89.0
	生菜	95.7	鱼虾蟹贝类	草鱼	77.3
	莴笋	95.5		黄鳝	78.0
	空心菜	92.9		鲤鱼	76.7
	冬笋	88.1		鲇鱼	78.0
	藕	80.5		鲫鱼	75.4
	山药	84.8		鳜鱼	74.5
	土豆	79.8		带鱼	73.3
	菜花	92.4		鲈鱼	76.5
	芹菜	94.2		鲳鱼	72.8
水果类及制品	苹果（均值）	85.9		基围虾	75.2
	梨（均值）	85.8	畜、禽肉类及制品	猪肉（均值）	46.8
	桃（均值）	86.4		牛肉（均值）	72.8
	李子	90.9		羊肉（均值）	65.7
	杏	89.4		鸡（均值）	69.0
	枣（鲜）	67.4		炸鸡（肯德基）	49.4
	枣（干）	26.9		鸭（均值）	63.9
	樱桃	88.0		猪蹄	58.2
	葡萄（均值）	88.7		猪肝	16.3
	葡萄干	11.6		火腿	47.9
	石榴	79.1		酱牛肉	50.7
	草莓	91.3		羊肉串	52.8
	橙	87.4	其他	面包（均值）	27.4
	柑橘（均值）	86.9		饼干（均值）	5.7
	菠萝	88.4			

附表2　常见食物中钙含量　　　　　　　　　　　　　　　　单位：mg/100g可食部分

食物名称	含量	食物名称	含量	食物名称	含量
婴儿奶粉	998	虾皮	991	发菜	875
奶酪	799	卤干	731	苋菜	687
奶粉	676	奶豆腐	597	海米	555
白米虾	403	塘虾	403	红萝卜	350
干海带	348	河虾	325	素鸡	318
豆腐干	308	河蚌	306	金针菜	301
泥鳅	299	鲜海参	285	奶片	269
紫菜	264	木耳	247	雪里蕻	230
黑大豆	224	麸皮	206	豆腐丝	204
豌豆	195	黄豆	191	燕麦片	186
豆腐	164	牛乳	114	油菜	108
杏仁	97	菜心	96	绿豆	81
芹菜	80	鲫鱼	79	酱油	66
小黄鱼	78	油麦菜	70	白菜	69
西蓝花	67	菠菜	66	鸭蛋	62
蚕豆	54	白菜	50	圆白菜	49
鸡蛋	48	花生仁	39	扁豆	35
豆角	29	山芋	23	菜花	23
西葫芦	15	丝瓜	14	玉米	14
大米	13	豆油	13	牛肉	8
马铃薯	8	猪肉	6	羊肉	6

附表3　常见食物中钾含量　　　　　　　　　　　　单位：mg/100g可食部分

食物名称	钾含量	食物名称	钾含量	食物名称	钾含量
杏干	783	雪里蕻	281	鲇鱼	351
牛油果	599	香菜	272	草鱼	312
干枣	524	苦瓜	256	鲫鱼	290
鲜枣	375	藕	243	鱿鱼	290
柿饼	339	油菜	210	罗非鱼	289
菠萝蜜	330	小白菜	178	带鱼	280
番石榴	235	白萝卜	173	黄鱼	260
香蕉	256	番茄	163	鲈鱼	205
桂圆	248	黄豆芽	160	鲜扇贝	122
哈密瓜	190	南瓜	145	叉烧肉	430
蜜橘	177	大白菜	130	腊肉	416
桃	166	豆腐	125	鸡胸肉	338
橙	159	圆白菜	124	猪里脊	317
柿子	151	生菜	100	猪肉松	313
苹果	119	蚕豆	1117	炼乳	309
菠萝	113	赤小豆	860	瘦牛肉	284
梨	92	干杏仁	746	鸡肉	251
西瓜	79	绿豆	748	猪肝	235
黄豆	1503	生葵花子	562	火腿肠	217
黄花菜	610	眉豆	525	牛肉（肥瘦）	216
腐竹	553	鲜板栗	442	猪肉（肥瘦）	204
毛豆	478	扁豆	439	鸭肉	191
竹笋	389	鲜花生	390	酱牛肉	148
芋头	378	甘薯片	353	牛奶	109
土豆	342	小米	284	卤煮鸡	40
豌豆	332	黑米	256		
菠菜	311	玉米	238		

（注：左列含"水果类""蔬菜类"；中列含"蔬菜类""粗粮干豆坚果类"；右列含"鱼虾贝类""肉类及乳制品"）

附表4　常见食物中铁含量　　　　　　　　　　　　　　单位：mg/100g可食部分

食物名称	铁含量	食物名称	铁含量
鸭血	39.6	燕麦片	7.0
鸡血	25.0	南瓜子（炒）	6.5
猪肝	22.6	荞麦	6.2
鸡肝	12.0	松子（生）	5.9
虾皮	6.7	葵花子	5.7
贻贝（淡菜）	6.7	木耳	5.5
牛肝	6.6	山核桃	5.4
鸡蛋黄	6.5	芥菜	5.4
酱牛肉	4.0	苋菜	5.4
鸡蛋（红皮）	2.3	榛子	5.1
羊肉	2.3	小米	5.1
里脊肉	1.5	青梅脯	4.0
鸡肉	1.4	香椿	3.9
木耳	97.4	标准面粉	3.5
紫菜	54.9	番薯叶	3.4
豆腐皮	30.8	雪里蕻	3.2
豆腐干	23.3	海带	3.3
口蘑	19.4	糯米	3.0
扁豆	19.2	香菜	2.9
莜麦面	13.6	菠菜	2.9
杏脯	12.3	菜薹	2.8
果丹皮	11.6	富强面粉	2.7
西瓜脯	11.0	茼蒿	2.5
桃脯	10.4	玉米	2.4
苜蓿	9.7	干枣	2.3
葡萄干	9.1	韭菜	2.3
西瓜子（炒）	8.2	小白菜	1.9
黄花菜	8.1	枣	1.2

附表5 常见食物中嘌呤含量　　　　　　　　　　　　　　　　　　单位：mg/100g

食物名称	嘌呤含量	食物名称	嘌呤含量	食物名称	嘌呤含量	食物名称	食物名称	嘌呤含量
小鱼干	1538.9	鲍鱼	112.4	猪肚	132.4	豆类及豆制品	红豆	53.2
蚌蛤	436.3	鱼翅	110.6	鸡心	125		四季豆	29.7
白带鱼	391.6	鳝鱼	92.8	瘦猪肉	122.5		豆浆	27.7
带鱼	391.6	乌贼	89.8	鸭肠	121		豆芽菜	14.6
干贝	390	螃蟹	81.6	羊肉	111.5	坚果／干果类	花生	96.3
扁鱼干	366.7	鲈鱼、鲑鱼	70	兔肉	107.6		白芝麻	89.5
秋刀鱼	355.4	鱼丸	63.2	牛肉	83.7		腰果	80.5
皮刀鱼	355.4	金枪鱼	60	猪肉	83.7		黑芝麻	57
蛤蛎	316	海蜇皮	9.3	牛肚	79		莲子	40.9
生蚝	239	海参	4.2	猪脑	66.3		栗子	34.6
牡蛎	239	鸭肝	301.5	猪心	65.3		杏仁	31.7
白鲳鱼	238.1	鸡肝	293.5	鹅	33		枸杞	31.7
鲢鱼	202.4	猪脾	270.6	猪皮	29.8		瓜子	24.2
乌鱼	183.2	猪大肠	262.2	猪血	11.8		龙眼干	8.6
鲨鱼	166.8	猪小肠	262.2	浓肉汁	160～400		核桃	8.4
草虾	162.2	猪肝	169.5	黑豆	137.4		黑枣	8.3
海鳗	159.5	牛肝	169.5	黄豆	116.5		红枣	6
黑鳝鱼	140.6	鸭心	146.9	豌豆	75.7		葡萄干	5.4
草鱼	140.3	鸡腿肉	140.3	绿豆	75.1	蔬菜类	银耳	98.9
虾	137.7	猪肺	138.7	豆干	66.5		紫菜	274
鲤鱼	137.1	鸡胗	138.4	熏干	63.6		香菇	214.5
鲫鱼	137.1	鸭肉	138.4	菜豆	58.2		海带	96.6
刀鱼	134.9	鸡胸肉	137.4	杂豆	57		金针菇	60.9
蚬子	114	鸭胗	137.4	花豆	57		笋干	53.6
鳗鱼	113.1	猪肾	132.6	豆腐	55.5		茼蒿	33.4

注：最左侧第一列与第二列嘌呤含量均属"水产类"；第三、四列上半部分为"水产类"，下半部分为"畜禽肉类"；第五、六列上半部分为"畜禽肉类"，下半部分为"豆类及豆制品"。

续表

食物名称	嘌呤含量	食物名称		嘌呤含量	食物名称		嘌呤含量	食物名称		嘌呤含量
油菜	30.2		芥菜	12.4		面条	19.8		哈密瓜	4
菜豆	29.7		包菜	12.4		白米	18.1		柠檬	3.4
蘑菇	28.4		荠菜	12.4		糯米	17.7		橙子	3
鲍鱼菇	26.7		丝瓜	11.4		面粉	17.1		橘子	3
韭菜	25		苦瓜	11.3		通心粉	16.5		桃子	1.3
菜花	25		萝卜干	11		淀粉	14.8		枇杷	1.3
雪里蕻	24.4		榨菜	10.2	谷薯类及其制品	小麦	12.1	水果类	鸭梨	1.1
芫荽	20.2		圆白菜	9.7		米粉	11.1		西瓜	1.1
韭菜花	19.5	蔬菜类	胡萝卜	8.9		芋头	10.1		凤梨	0.9
芥兰菜	18.5		木耳	8.8		高粱	9.7		葡萄	0.9
空心菜	17.5		苋菜	8.7		玉米	9.4		苹果	0.9
韭黄	16.8		青椒	8.7		冬粉	7.8		石榴	0.8
蒿子	16.3		腌菜类	8.6		小米	7.3		杏子	0.1
小黄瓜	14.6		胡瓜	8.2		马铃薯	3.6		酵母粉	559.1
豆芽菜	14.6		萝卜	7.5		荸荠	2.6		酱油	25
茄子	14.3		葫芦	7.2		甘薯	2.4		高鲜味精	12.3
辣椒	14.2		姜	5.3		奶粉	15.7		冬瓜糖	7.1
菠菜	13.3		番茄	4.2		皮蛋黄	6.6		茄酱	3
南瓜	2.8		洋葱	3.5		鸡蛋白	3.7	其他	米醋	1.5
冬瓜	2.8		米糠	54	蛋/奶类	鸭蛋白	3.4		糯米醋	1.5
大葱	13	谷薯类及其制品	薏仁	25		鸭蛋黄	3.2		蜂蜜	1.2
白菜	12.6		燕麦	25		鸡蛋黄	2.6			
大白菜	12.6		麦片	24.4		皮蛋白	2			
芹菜	12.4		糙米	22.4		牛奶	1.4			

附表6　常见富含膳食纤维的食品　　　　　　　　　　　　单位：g/100g

食物名称	膳食纤维含量	食物名称	膳食纤维含量
黑米	3.9	玉米（白）	8.0
玉米（黄）	6.4	玉米面（白）	6.2
玉米面（黄）	5.6	黄豆玉米面	6.4
麸皮	31.3	高粱米	4.3
苦荞麦粉	5.8	荞麦	6.5
燕麦皮	5.3	黄豆	15.5
青豆	12.6	黑豆	10.2
毛豆	4.0	黄豆	7.0
豌豆	3.9	豇豆	7.1
绿豆	6.4	红小豆	7.7
玉兰片	11.3	甜菜头	5.9
金针菜（黄花菜）	7.7	青笋	2.8
芹菜（叶）	2.2	魔芋精粉	74.4
枣（干）	6.2	黑木耳	29.9
黑木耳（水发）	2.6	香菇（干）	31.6
白木耳	30.4	紫菜	21.6
杏仁	19.2	榛子	8.2
松子	12.4		

参 考 文 献

1. 蔡东联. 实用营养师手册. 北京：人民卫生出版社，2009.

2. 刘英华，孙健琴. 社区营养与健康. 北京：人民卫生出版社，2018.

3. 中国营养学会. 中国居民膳食指南2016. 北京：人民卫生出版社，2016.

4. 杨月欣. 中国食物成分表. 第2版. 北京：北京大学医学出版社，2009.

5. 中国营养学会. 中国居民膳食营养素参考摄入量（2013版）. 北京：科学出版社，2014.

6. 中国吞咽障碍康复评估与治疗专家共识组. 中国吞咽障碍评估与治疗专家共识（2017年版）第二部分治疗与康复管理篇. 中华物理医学与康复杂志，2018，40（1）：1-10.

7. 中国老年医学学会营养与食品安全分会. 老年吞咽障碍患者家庭营养管理中国专家共识（2018）精简版. 中国循证医学杂志，2018，18（6）：547-557.

8. 程懿，柳园，曾小庆. 日本吞咽障碍老人家庭营养管理的新进展介绍. 中华老年多器官疾病杂志，2017，16（12）：906-909.

9. John B K, Bullock M, Brenner L, et al. Nutrition in the elderly. Frequently asked questions. Am J Gastroenterol, 2013, 108（8）：1252-1266, 1267.

10. Park S, Lee B k. Vitamin D deficiency is an independent risk factor for cardiovascular disease in Koreans aged ≥ 50 years：results from the Korean National Health and Nutrition Examination Survey. Nutr Res Pract, 2012, 6：162-168.

11. Lachner C, Steinle N I, Regenold W T, et al. The neuropsychiatry of vitamin B_{12} deficiency in elderly patients. J Neuropsychiatry Clin Neurosci, 2012, 24：5-15.

12. Hinds H E, Johnson A A, Webb M C, et al. Iron, folate, and vitamin B_{12} status in the elderly by gender and ethnicity. J Natl Med Assoc, 2011, 103：870-877.

13. 中华医学会神经病学分会脑血管病学组急性缺血性卒中诊治指南撰写组. 中国急性缺血性脑卒中诊治指南2018. 中华神经科杂志，2018，51（9）：666-682.

14. 中国老年医学学会营养与食品安全分会. 中国老年吞咽障碍患者家庭营养管理中国专家共识（2018）精简版. 中国循证医学杂志，2018，18（6）：547-557.

15. 中华人民共和国卫生行业标准WS/T 558-2017. 脑卒中患者膳食指南.

16. 中华人民共和国食品安全国家标准GB 2760—2011. 食品添加剂使用标准.

17. 中华医学会精神医学分会老年精神医学组. 老年期抑郁障碍诊疗专家共识. 中华精神科杂志，2017，50（5）：329-334.

18. 王如蜜，陈建设，郝建萍，等. 国际吞咽障碍食物标准. 北京：北京科学技术出版社，2018.

19. 刘英华，薛长勇. 301医院营养专家：远离慢性病从饮食开始. 北京：化学工业出版社，2017.

20. 刘英华，张永. 临床营养培训手册. 北京：化学工业出版社，2016.

21. 全国卫生专业技术资格考试用书编写专家委员会. 营养学. 北京：人民卫生出版社，2017.

22. 孙秀发，凌文华. 临床营养学（第3版）. 北京：科学出版社，2019.

23. 孙长颢. 营养与食品卫生学（第8版）. 北京：人民卫生出版社，2017.

24. 吴新智. 人体测量方法（第2版）. 北京：科学出版社，2010.

25. 张晓英，牟善初. 现代老年肾脏病学. 北京：人民军医出版社，2002.

26. 罗令，等. 近10年来我国中老年人群骨质疏松症患病率的荟萃分析. 中国骨质疏松杂志，2018，24（11），1415-1419.

27. 中华人民共和国卫生行业标准WS/T 556-2017. 老年人膳食指导.